AF474926

L'ŒUVRE MÉDICO-CHIRURGICAL

Dr CRITZMAN, Directeur

Monographies Cliniques

SUR

les Questions Nouvelles

en Médecine

en Chirurgie, en Biologie

N° 35

(publié le 15 octobre 1903)

LES CONSULTATIONS DE NOURRISSONS

PAR

Ch. MAYGRIER

PROFESSEUR AGRÉGÉ, ACCOUCHEUR DE LA CHARITÉ

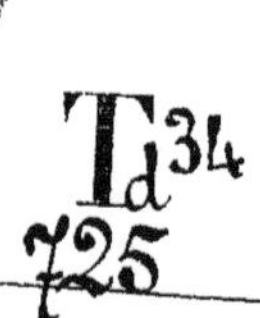

PARIS

MASSON ET Cie, ÉDITEURS

LIBRAIRES DE L'ACADÉMIE DE MÉDECINE

120, BOULEVARD SAINT-GERMAIN (6e)

CONDITIONS DE LA PUBLICATION

La science médicale réalise journellement des progrès incessants, les questions et découvertes vieillissent pour ainsi dire au moment même de leur éclosion. Les traités de médecine et de chirurgie, quelque rapides que soient leurs différentes éditions, auront toujours grand'peine à se tenir au courant.

C'est pour obvier à ce grave inconvénient, auquel les journaux, à cause de leur devoir de donner les nouvelles médicales de toutes sortes et nullement coordonnées, ne sauraient remédier, que nous avons fondé, avec le concours des savants et des praticiens les plus autorisés, un recueil de Monographies destinées à pouvoir être ajoutées par le lecteur même aux traités de médecine et de chirurgie qu'il possède, les tenant ainsi au courant de toutes les innovations et de toutes les grandes découvertes médicales.

Nous tenant essentiellement sur le terrain pratique, nous essayons de donner à chaque problème une formule complète. La valeur et l'importance des questions sont examinées d'une manière critique, de façon à constituer un chapitre entier, digne de figurer dans le meilleur traité médico-chirurgical.

La *Médecine* proprement dite, la *Thérapeutique*, la *Chirurgie* et *toutes les spécialités médicales* sont représentées dans notre collection. Les Sciences naturelles n'y seront pas non plus négligées. La *Zoologie*, la *Microbiologie* avec la sérothérapie et les problèmes de l'immunité, la *Chimie biologique* et les toxines trouveront une large place dans cette publication.

Chaque question y est traitée, soit par celui dont les travaux l'ont soulevée, soit par l'un des auteurs les plus compétents, et chacun, homme de science, praticien ou simple étudiant, pourra facilement et sans perte de temps y étudier la question qui l'intéresse. On y trouvera réunies la presque totalité des grandes découvertes médicales traitées d'une manière classique. Par sa nature même, par son but, notre publication doit être et sera absolument éclectique. Elle ne dépendra d'aucune école.

Les **Monographies** *n'ont pas de périodicité régulière.*

Nous publions, aussi souvent qu'il est nécessaire, des fascicules de 30 à 40 pages, dont chacun résume une question à l'ordre du jour, et cela de telle sorte qu'aucune ne puisse être omise au moment opportun.

Les Éditeurs acceptent des souscriptions payables par avance, pour une série de 10 monographies, au prix de **10** francs pour la France et **12** francs pour l'étranger.

Chaque Monographie est vendue séparément 1 fr. 25.

Toutes les communications relatives à la Direction doivent être adressées sous le couvert du Dr Critzman, 28, rue Greuze, 16e, à Paris.

L'ŒUVRE MÉDICO-CHIRURGICAL
— N° 35 —
Dr CRITZMAN, Directeur

LES CONSULTATIONS DE NOURRISSONS

PAR

Ch. MAYGRIER

PROFESSEUR AGRÉGÉ, ACCOUCHEUR DE LA CHARITÉ

INTRODUCTION

LA MORTALITÉ DES ENFANTS DU PREMIER AGE

Parmi les questions sociales les plus préoccupantes de l'heure actuelle, la dépopulation de la France détient le premier rang. Démontrée de la façon la plus évidente par la statistique, elle constitue un péril national que doivent s'efforcer de conjurer tous les hommes soucieux des intérêts de leur pays. Devant la gravité de la situation, les pouvoirs publics se sont émus, et le Sénat, à l'instigation de MM. Piot, Bernard (du Doubs) et Paul Strauss, a, dans sa séance du 22 novembre 1901, décidé de nommer une grande commission extra-parlementaire chargée d'étudier les causes de dépopulation et les moyens d'y remédier : cette commission, composée d'hommes politiques, de médecins, de philanthropes, etc., s'est mise immédiatement à l'œuvre, et il faut espérer qu'elle éclairera le pays sur les mesures à prendre pour enrayer le mal dans la mesure du possible.

L'un des éléments les plus importants du problème est l'abaissement progressif de la natalité. Tandis que le nombre des décès reste à peu près le même chaque année, celui des naissances décroît, si bien que la natalité est arrivée à se confondre avec la mortalité et même à être excédée par elle. C'est ainsi qu'en 1900, d'après la statistique dressée par M. J. Bertillon, il y a eu 853 285 décès et seulement 827 297 naissances, donc un excédent de 25 988 décès. La France est le seul pays du monde où s'observe un pareil fait! Devant cette triste constatation, nous restons à peu près désarmés, et, bien que l'espoir de voir, par suite de réformes sociales ou autres, naître plus d'enfants dans l'avenir, reste permis, tous les efforts doivent surtout se concentrer pour faire disparaître une seconde cause non moins active de dépopulation, les *morts évitables*. Et elles sont nombreuses, comme celles qui sont dues à la tuberculose, à l'alcoolisme, à la syphilis. La campagne antituberculeuse, la création d'une Ligue antialcoolique et d'une Ligue de prophylaxie sanitaire et morale témoignent de l'ardeur avec laquelle la lutte est engagée contre ces fléaux de l'humanité.

Mais il est encore une autre catégorie, la seule que j'aie en vue dans ce travail, et non la moindre, de morts qui peuvent être évitées : ce sont celles qui surviennent au début de la vie. La léthalité infantile dans les deux premières années, et surtout dans la première, est considérable, à tel point que, suivant la remarque souvent citée de Bergeron, un enfant qui naît a moins de chances de vivre une semaine qu'un vieillard de quatre-vingt-dix ans et une année qu'un octogénaire. C'est en effet aux deux âges extrêmes de la vie qu'on meurt le plus : fait bien compréhensible en ce qui concerne le vieillard, mais qui confond et attriste profondément lorsqu'il s'agit de l'enfance.

Quel est donc le taux de la mortalité infantile? Quelles sont les causes de cette mortalité?

Si, pour fixer les idées, on envisage la période décennale de 1890 à 1900, on voit que, d'après les chiffres officiels, la moyenne annuelle des décès en France d'enfants de 0 à un an a été de 145 000 pendant ce laps de temps! Mais ce n'est là qu'une constatation générale, et pour étudier la question de plus près, il me suffira de reproduire les documents si précis qui sont contenus dans le remarquable travail de MM. Balestre et Gilletta de Saint-Joseph (de Nice) [1]. Ces auteurs ont relevé la mortalité de l'enfance dans la population urbaine de la France, comprenant environ 13 000 000 d'habitants, de 1892 à 1897 inclusivement. Au lieu d'indiquer des chiffres en bloc, comme ceux qui sont publiés dans les comptes rendus officiels, ils ont établi des pourcentages qui frappent à première vue et donnent immédiatement la notion nette et précise de la réalité. Sur 1 000 décès de tout âge, il y en a en moyenne 167, le sixième, d'enfants de 0 à un an. Cette proportion varie d'ailleurs suivant les villes : ainsi, elle est de 145 p. 1 000 à Paris, de 251 à Rouen, de 294 à Lille, de 342 à Dunkerque, de 509 à Saint-Pol-sur-Mer!

Quand on recherche les causes de cette effrayante mortalité, on constate que la principale est la gastro-entérite. MM. Balestre et Gilletta indiquent en effet le chiffre moyen de 385 décès par diarrhée pour 1 000 morts d'enfants de 0 à un an. Ainsi sur 1 000 de ces enfants qui succombent, plus du tiers est emporté par la diarrhée! Les autres meurent d'affections pulmonaires (147 p. 1 000), de débilité congénitale (171 p. 1 000), puis, beaucoup plus rarement, de tuberculose (24 p. 1 000), de maladies contagieuses (49 p. 1 000). Le reste (223 p. 1 000) est enlevé par des causes accidentelles

1. Balestre et Gilletta de Saint-Joseph, *Mortalité de la première enfance dans la population urbaine de la France, de 1892 à 1897*, Paris, Doin, 1901.

ou inconnues. La figure 1 schématise clairement cette étiologie et montre toute l'importance de la gastro-entérite.

La mortalité par diarrhée diffère d'une ville à une autre; ainsi les chiffres suivants représentent le nombre des décès pour 1 000 relevés dans quelques-unes d'entre elles, par ordre de fréquence, pendant cette même période de 1892 à 1897 : 380 à Paris, 510 à Rouen, 514 à Lille, 555 à Nantes, 564 à Reims, 574 à Dijon, 682 à Troyes. Dans cette dernière ville le chiffre invraisemblable de 757 p. 1 000 a été atteint en 1892!

Remarque importante, ces hécatombes ont surtout lieu pendant le premier mois qui suit la naissance. Tous les statisticiens sont d'accord sur ce point. Pour n'en citer qu'une preuve, M. Monod relate dans son rapport sur les enfants assistés en 1898[1] que sur 13 500 de ces enfants qui sont morts, 5 301 ont succombé à la gastro-entérite, et, parmi ceux-ci, 5 048, c'est-à-dire presque tous, pendant la première année; or 883 n'avaient pas dépassé le premier mois de leur existence! « Les risques de mort, dit M. Monod, sont très élevés du 10e au 30e jour; pendant cette période, la fréquence des décès dus à la diarrhée infantile est quatre fois plus forte que la moyenne, déjà si considérable, de la première année. Du reste, les risques se maintiennent très élevés pendant les cinq mois suivants; ils commencent à s'atténuer pendant la deuxième période de la première année. » Ce sont donc les troubles digestifs qui occupent la première place dans la pathologie des nourrissons. Quand ils n'entraînent pas leur mort directement, ils les exposent à de grands dangers en affaiblissant leur résistance et en les rendant ainsi plus vulnérables et plus susceptibles de contracter d'autres affections, bronchites, broncho-pneumonies, etc.

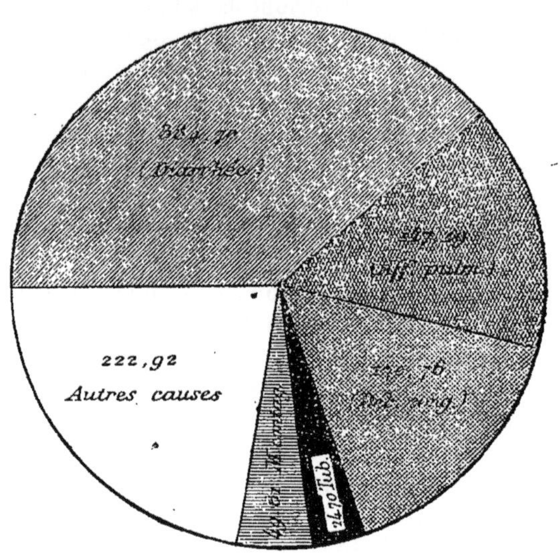

Fig. 1. — Causes de la mortalité infantile.

La cause des désordres gastro-intestinaux qui déciment les nourrissons doit toujours être recherchée dans un vice d'alimentation quelconque.

Bien que l'allaitement artificiel doive surtout être incriminé et que la diarrhée fasse les victimes les plus nombreuses parmi les enfants qui sont élevés de cette façon, ceux qui sont nourris au sein n'en sont pas exempts.

1. Monod, *Rapport sur les enfants assistés de 1898*, p. XXI.

C'est ainsi que dans le rapport de M. Monod je relève les chiffres suivants : sur 48 083 enfants nourris artificiellement, il en est mort 8 314, dont 3 937 de diarrhée; et sur 34 644 nourris au sein, 3 880 ont succombé, dont 1 089 par diarrhée : c'est-à-dire que si la mortalité par gastro-entérite est de 47 p. 100 parmi les enfants allaités artificiellement, elle est encore de 28 p. 100 chez ceux qui sont allaités au sein! C'est que rien n'est commun comme les fautes commises dans l'alimentation des nourrissons. Chez ceux qui sont nourris au sein, ce sont des tétées mal réglées, trop fréquentes, trop copieuses, qui amènent des indigestions d'abord, puis de la gastro-entérite. Chez les autres, les altérations du lait, sa mauvaise qualité, la suralimentation, le sevrage prématuré, etc., déterminent l'intoxication alimentaire et ses terribles conséquences.

On a remarqué depuis longtemps la funeste influence des chaleurs de l'été. MM. Balestre et Gilletta de Saint-Joseph indiquent qu'il y a 200 à 250 décès p. 1 000 par diarrhée pendant les mois d'hiver et 600 p. 1 000 et même davantage pendant les mois d'été, particulièrement en juillet, août et septembre. Toutefois, cette action si fâcheuse ne s'observe que chez les enfants mal nourris; car si l'alimentation est bien surveillée, réglée avec soin dans ses moindres détails, les nourrissons traversent les grandes chaleurs sans dommage, comme j'aurai l'occasion de le prouver dans le cours de ce travail.

Pour donner une idée de l'action meurtrière qu'exercent l'allaitement artificiel d'une part, les chaleurs d'autre part sur la santé des nourrissons, je reproduis (fig. 2) une courbe empruntée au Prof. Budin, qui représente la mortalité infantile hebdomadaire par diarrhée dans la ville de Paris en 1898. Les colonnes qui indiquent la mortalité des enfants nourris artificiellement dépassent de beaucoup celles des enfants élevés au sein; de plus, pendant la 33e semaine, qui correspondait au milieu du mois d'août, la mortalité s'est accrue considérablement : plus de 250 enfants alimentés artificiellement et 20 allaités au sein ont succombé; la colonne des 250 morts s'élève dans le graphique, suivant la comparaison de M. Budin, comme une véritable tour Eiffel!

Je rappelle ici que parmi les conditions qui influent sur la mortalité infantile figure l'illégitimité. Les enfants naturels meurent en plus grand nombre que les enfants légitimes, et l'une des raisons en est qu'ils sont bien plus souvent allaités artificiellement : à Paris, la mortalité des premiers arrive même à être double de celle des seconds.

La gastro-entérite étant toujours le fait d'une alimentation défectueuse, il est extrêmement important de bien connaître et d'observer les règles de l'hygiène alimentaire chez le nouveau-né dont le tube digestif, en voie de développement pour ainsi dire, est si délicat et si fragile. Or il n'en est point de moins connues et de plus transgressées par les mères et les nourrices. A tout instant, des écarts de régime déterminent de graves accidents qui se traduisent par l'effroyable mortalité relevée dans toutes les statistiques. Le but à atteindre pour diminuer la mortalité infantile est donc avant tout d'apprendre aux femmes leur rôle d'éleveuses d'enfants. Il faut encourager les mères à garder avec elles leur enfant et les y aider au besoin, leur démontrer avant tout la supériorité de l'allaitement au sein et les dangers du biberon, et leur donner tous les conseils nécessaires pour que cet allaitement soit mené à bien. Lorsqu'elles n'ont pas dans les seins, soit dès le début, soit au bout d'un certain temps, la quantité de lait nécessaire pour nourrir, il faudra les engager à donner tout le lait qu'elles peuvent fournir, de façon à user le moins possible du lait de vache : elles font alors de l'allaitement mixte. Ce n'est qu'exceptionnellement qu'on aura recours à l'allaitement artificiel, dont les indications sont très rares. Le nombre des repas, leur intervalle, les quantités de lait doivent être réglés avec soin. Il faut enfin convaincre les mères qu'il est indispensable que leurs enfants soient pesés régulièrement et examinés par un médecin qui les dirigera dans leur tâche.

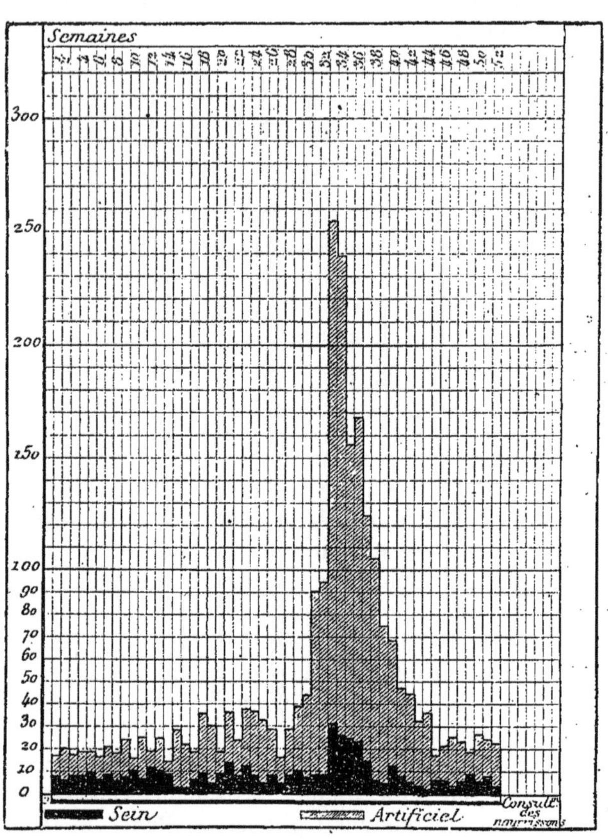

Fig. 2. — Mortalité infantile par diarrhée à Paris en 1898.

Cette éducation, ces soins, ces conseils sont donnés dans les *Consultations de nourrissons*, création bienfaisante entre toutes, due à l'initiative généreuse du Prof. Budin, véritables *Écoles des mères*, suivant l'expression si juste du Dr H. de Rothschild.

Montrer l'origine de ces Consultations, leur développement, l'extension rapide qu'elles ont prise, en décrire l'organisation et le fonctionnement, insister sur les résultats obtenus, sur ceux qu'on est en droit d'attendre encore, sur les écueils à éviter, renseigner enfin ceux qui désirent en fonder de nouvelles, tel est le but de cette publication. Les Consultations de nourrissons constituent un des plus puissants moyens d'action dont dispose la *Ligue contre la mortalité infantile*, récemment fondée sous le haut patronage du grand philantrophe Th. Roussel par M. P. Strauss et le Prof. Budin, pour parer aux dangers qui menacent les enfants du premier âge.

Puisse ce modeste travail contribuer à leur diffusion dans notre pays et favoriser un résultat si désirable!

I

HISTORIQUE

CONSULTATIONS DE NOURRISSONS ET GOUTTES DE LAIT

La première Consultation de nourrissons a été créée en 1892 par le Prof. Budin à l'hôpital de la Charité. Voici comment il en a raconté lui-même la genèse :

« Lorsque nous étions à la Charité et que nous demandions aux femmes revenues dans notre service des nouvelles de l'enfant que nous avions mis antérieurement au monde, très souvent elles nous répondaient : « Il est mort! »

« Si les nouveau-nés sont très bien soignés pendant que leur mère séjourne à l'hôpital, il n'en est plus de même ensuite. Ils ne reçoivent plus alors aucun conseil médical.

« En 1892, nous avons demandé à M. Peyron, Directeur général de l'Assistance publique, de vouloir bien nous autoriser à faire revenir à l'hôpital une fois par semaine les enfants qui y étaient nés. Nous précisions et nous disions : Il ne s'agit pas de faire concurrence à nos collègues, médecins d'hôpitaux d'enfants; non, nous désirons simplement diriger les mères, les engager à continuer l'allaitement au sein, et, dans le cas où cet allaitement deviendrait insuffisant, les aider en leur donnant du lait de vache de bonne qualité et stérilisé.

« M. Peyron accepta ; le Conseil de surveillance voulut bien aussi nous le permettre, mais en spécifiant nettement que nous ne recevrions à cette consultation que les enfants réellement venus au monde chez nous. Si nous avions à distribuer du lait, on était ainsi assuré que nous ne le ferions que pour des personnes véritablement pauvres [1]. »

« Ce que nous conseillons par-dessus tout, a dit encore M. Budin dans une publication antérieure, c'est l'allaitement au sein. Les femmes nourrissent quand elles sont à l'hôpital. Lorsqu'elles quittent le service, elles continuent, et si elles n'ont pas assez de lait, nous leur en donnons de bonne qualité et en quantité nettement déterminée. Nous n'avons recours à l'allaitement artificiel que s'il n'y a pas moyen d'agir autrement [2]. »

De ces quelques lignes se dégagent avec netteté l'idée mère qui a présidé à la création de cette belle œuvre et les principes sur lesquels est basé son fonctionnement.

1. P. Budin, Rapport sur les règles à suivre dans l'alimentation du premier âge, *Congrès d'hygiène de Bruxelles*, septembre 1903, p. 9.

2. P. Budin, Des moyens de combattre la mortalité infantile, *Revue philanthropique*, 10 janvier 1902.

Après la Consultation de nourrissons de la Charité, le Dr Budin en a organisé une autre à la Maternité, en 1895, lorsqu'il y est passé comme chef de service. Enfin, quand il est devenu Professeur de clinique en 1898, il en a créé à la Clinique Tarnier une troisième qu'il dirige actuellement. Les consultations de la Charité et de la Maternité continuent à fonctionner, la première sous ma direction, la seconde sous celle du Dr Porak.

Il y en a une aussi à l'hôpital Tenon, où le Dr Boissard l'a installée à ses frais, en 1898. Après des commencements très modestes, elle a pris une extension de plus en plus grande. Elle est aujourd'hui subventionnée par l'Assistance publique : un bâtiment spécial lui est affecté.

Enfin, le Dr P. Bar a demandé qu'on en adjoigne une à la Maternité de Saint-Antoine : elle n'existe pas encore.

Sur les douze services d'accouchements actuels de Paris, quatre seulement sont donc pourvus de Consultations de nourrissons! C'est là une constatation regrettable, car les services qu'elles rendent sont des plus importants et il est éminemment désirable que des institutions semblables soient adjointes à toutes les Maternités de Paris.

Fort heureusement, l'exemple du Prof. Budin a été suivi en dehors des hôpitaux, et d'autres Consultations se sont fondées à Paris dans des conditions un peu différentes, mais dans le même but. Le Dr Variot le premier, en 1893, en a annexé une à son Dispensaire de Belleville; il est secondé dans sa tâche par les Drs Lazard et Roger. Le Dr Comby a fait de même en 1894 au Dispensaire de la Société philanthropique qu'il dirige, rue de Crimée. Le Dr Dubrisay père a également adjoint, en 1896, à son Dispensaire de la rue Jean-Lantier une Consultation qu'il surveille avec le Dr Lataste. Le Dr H. de Rothschild a créé, à peu près à la même époque, une Consultation semblable à sa Polyclinique de la rue Picpus : elle est actuellement transférée dans le magnifique établissement qu'il a fait construire rue Marcadet. En 1898, le Dr Raimondi a fondé une œuvre du même genre, rue Sainte-Isaure à Montmartre; il a en outre sous sa surveillance une Consultation sise rue Augustin-Thierry, dans le XIXe arrondissement. A l'instigation de M. Charles Risler, maire du VIIe arrondissement, le Dr Bresset a organisé une Consultation de nourrissons dans chacun des deux Dispensaires de la Caisse des Écoles de cet arrondissement, rue Oudinot en 1899, et rue Saint-Dominique en 1901. Le Dispensaire Furtado-Heine est pourvu depuis 1901 d'une Consultation, dirigée par le Dr Ch. Leroux.

Dans le XIVe arrondissement, rue Vercingétorix, fonctionne, depuis le mois de juillet 1901, une Consultation adjointe à un Dispensaire d'enfants : le Dr Ancelet en est le directeur. Le Dispensaire pour enfants du boulevard d'Italie (XIIIe arrondissement) s'est également annexé une Consultation, que surveille le Dr Laurent. Le Dispensaire de la rue de l'Equerre, qui dépend de la Caisse des Écoles dans le XIXe, a fait de même : les nourrissons sont sous la surveillance du Dr Le Bas.

Toutes ces installations sont le fait de la bienfaisance privée. Mais il en est d'autres, qui dépendent de l'Assistance publique. Dès la fin de l'année 1892, M. Paul Strauss, frappé des résultats obtenus par le Dr Budin à la Charité, demandait dans son rapport au Conseil général de la Seine que l'Administration se préoccupât de la surveillance des enfants des mères nécessiteuses secourues par elle, et fournît gratuitement du lait stérilisé à celles qui sont des nourrices insuffisantes ou qui ne peuvent allaiter. Conformément à ce vœu, des installations pour la surveillance des nourrissons furent faites dans les Dispensaires municipaux et les Maisons de secours de divers arrondissements. C'est dans le XIe que fut créée la première, à la Maison de secours de la rue du Chemin-Vert. Le Dr Chavane dirigea ce service à partir de sa création, qui date de juin 1895, pendant deux ans et demi; puis il fut remplacé par le Dr Pascal. Des surveillances du même genre ont été organisées en 1898 dans le XVIIIe arrondissement, rue Ordener, sous la direction du Dr Bois; en 1900, dans le XXe, rue Saint-Blaise, avec le concours du Dr Vildermann. Je citerai encore comme dépendant de l'Assistance publique les Consultations qui fonctionnent dans le Ve, rue de l'Épée-de-Bois (Dr Demay), dans le VIe, rue Saint-Benoît (Dr Pruvost), dans le IXe, rue de la Rochefoucauld (Dr Laskine), dans le XIIIe, rue Jenner (Dr Gresset), dans le XVIIe, rue Gauthey (Dr Séailles), puis à Pantin, route de Flandre (Dr Laclôtre)....

Telle est l'extension prise à Paris par ces Œuvres bienfaisantes. Elles y sont au nombre de 25, dont 13 dépendent de l'Assistance publique et 12 sont dues à la bienfaisance privée. Ce chiffre est toutefois insuffisant, car dans beaucoup d'arrondissements il n'y en a qu'une, et sept arrondissements, les IIIe, IVe, VIIIe, Xe, XIIe, XVe et XVIe, en sont dépourvus!

Le tableau suivant indique les Consultations de nourrissons de Paris par arrondissement, leur siège, le nom du médecin qui les dirige. Il existe certainement dans la capitale d'autres endroits où l'on distribue aux enfants du lait stérilisé. Il y en a même où on les pèse régulièrement, comme au Dispensaire de l'avenue d'Italie, dans le XIIIe arrondissement. Là, les mères qui reçoivent un secours d'allaitement du Bureau de bienfaisance sont tenues de présenter leur enfant tous les mois : la pesée a lieu sous le contrôle de M. Coursier, secrétaire-trésorier[1]. Malgré les services que rendent de pareilles institutions, je ne les ai pas fait figurer dans mon relevé, car seules doivent être considérées comme véritablement utiles les Œuvres qui ont à leur tête un médecin pour suivre les enfants dans leur développement régulier et aider les mères de ses conseils.

Le mouvement n'est pas resté limité à Paris; il a gagné la province, où l'initiative du Dr Budin a rencontré de nombreux adeptes. C'est d'abord la municipalité de Dieppe, dont en 1893 un adjoint, M. Coche, s'est mis en relations avec lui pour la création d'une Consultation de nourrissons. Un crédit de 2 000 francs a été voté; mais la chute de la municipalité empêcha la réalisation immédiate de ce projet. Puis à Grenoble, en juillet 1894, le Dr Berlioz obtint de la municipalité l'argent nécessaire pour donner, pendant l'été, du lait stérilisé aux enfants pauvres. M. Budin a commu-

1. Bresset, La pesée mensuelle des nourrissons secourus par le Bureau de bienfaisance du XIIIe, *L'Obstétrique*, janvier 1902, p. 33.

Les Consultations de nourrissons à Paris en 1903.

ARRONDISSEMENT	SIÈGE DE LA CONSULTATION	CONSULTATION	
		FONDÉE PAR	DIRIGÉE PAR LES DOCTEURS
Ier	Dre 1 rue Jean-Lantier, 15.	B. p. 3.	Dubrisay.
IIe	Dre, rue de la Jussienne, 2.	—	Réteaud et Gillet.
Ve	Dre, rue de l'Épée-de-Bois.	A. P. 4	Demay.
VIe	Clinique Tarnier, rue d'Assas, 89.	—	Budin.
—	Hôpital de la Charité, rue Jacob, 47.	—	Maygrier.
—	Con de ns 2, rue St-Benoît, 18.	—	Pruvost.
VIIe	Dre, rue Oudinot, 1.	B. p.	Bresset.
—	Dre, rue St-Dominique, 109.	—	Bresset.
IXe	Con de ns, rue de la Rochefoucauld, 25.	A. P.	Laskine.
XIe	Con de ns, rue du Chemin-Vert, 70.	—	Pascal.
XIIIe	Dre, boulevard d'Italie, 69.	—	Laurent.
—	Con de ns, rue Jenner, 44.	—	Gresset.
XIVe	Maternité, boulevard de Port-Royal, 119.	—	Porak.
—	Con de ns, rue Vercingétorix, 63.	B. p.	Ancelet.
—	Dre Furtado-Heine, rue Delbet, 8 et 10.	—	Ch. Leroux.
XVIIe	Con de ns, rue Gauthey, 43.	A. P.	Séailles.
XVIIIe	Goutte de lait, rue Ste-Isaure, 6.	B. p.	Raimondi
—	Dre Rothschild, rue Marcadet, 199.	—	H. de Rothschild.
—	Con de ns, rue Ordener, 117.	A. P.	Bois.
XIXe	Dre, rue de Crimée, 166.	B. p.	Comby.
—	Con de ns, rue Augustin-Thierry.	—	Raimondi.
—	Dre, rue de l'Équerre, 6.	—	Le Bas.
XXe	Hôpital Tenon, rue de la Chine.	A. P.	Boissard.
—	Dre, boulevard de Belleville, 146.	B. p.	Variot.
—	Con de ns, rue St-Blaise, 15.	A. P.	Wildermann.

1, Dispensaire. 2, Consultation de nourrissons. 3, Bienfaisance privée. 4, Assistance publique.

niqué en 1897 à l'Académie de Médecine les bons résultats de cette création.

Une innovation des plus heureuses est venue, en cette même année 1894, contribuer grandement à la diffusion en province des Œuvres propres à préserver les nourrissons des dangers d'une alimentation défectueuse. C'est l'organisation à Fécamp, par le Dr Dufour, qui ignorait les tentatives de M. Budin, d'une institution à laquelle il a donné le nom imagé et suggestif de *Goutte de lait*. Son but était « de lutter contre l'excessive mortalité des enfants de la ville élevés artificiellement, surtout dans la classe pauvre. Ce que veut avant tout la *Goutte de lait* c'est garder l'enfant au foyer familial, lui assurer la surveillance et les caresses de sa mère, rendant à celle-ci sa tâche plus facile. Cette œuvre n'a été entreprise que *faute de mieux*, et on ne cesse de répéter aux intéressées qu'une mère de famille ne doit jamais pouvoir se reprocher de ne pas avoir tout fait pour allaiter son enfant[1] ».

A partir du jour où commencèrent à fonctionner la Consultation de la

1. Dufour, *Comment on fonde une Goutte de lait*, Fécamp, 1902.

Charité de Paris, d'une part, l'Œuvre Fécampoise de l'autre, Consultations et Gouttes de lait se fondèrent de tous côtés en province.

Telles sont la Consultation de nourrissons de l'Hôpital des Enfants malades de Bordeaux, dirigée actuellement par le Dr Moussous, celles des Drs Panel et Bouju à Rouen, du Dr Ficatier à Bar-le-Duc, du Dr Levraud à Saumur (Goutte de lait Saumuroise), les Gouttes de lait de Grenoble, du Havre, d'Elbeuf, de Nantes, de Rennes, de Rouen, de Versailles, de Besançon, d'Angers, de Clermont-Ferrand, l'Œuvre des enfants de Bourg, celle du Bon lait de Nancy, les Gouttes de lait de Saint-Pol-sur-Mer, de Berck-sur-Mer, de Beauvais, de Boulogne-sur-Mer, de Lens, de Varengeville-sur-Mer, etc.

Le Dr Dufour a évalué le nombre des Gouttes de lait installées ou à l'étude au commencement de 1902 à 110 dans les cinq parties du monde! Il faut bien dire que beaucoup de ces fondations sont simplement des distributions de lait stérilisé, et comme telles très différentes des Consultations de nourrissons. C'est là un point sur lequel je reviendrai à propos du fonctionnement de ces Œuvres et de leurs résultats.

Mais ce n'est pas seulement dans les villes que peuvent fonctionner les Consultations de nourrissons; leur installation est parfaitement possible à la campagne, comme le prouvent la Consultation-patronage créée à Saint-Macaire, dans le Maine-et-Loire par le Dr Chaillous, sur les conseils du Dr Budin, et la Consultation établie à Appoigny dans l'Yonne par le Dr Mocquot. Ce dernier, médecin inspecteur des enfants du premier âge, a obtenu du Préfet de son département l'autorisation d'organiser cette Consultation, où il fait amener à jours fixes les nourrissons dont il a la surveillance; il peut ainsi les peser, les examiner, donner aux mères des conseils collectifs sous la forme de petites conférences, etc. Et le succès a été tel que le Dr Mocquot a dû installer des consultations analogues dans plusieurs villages voisins, à Monéteau, à Gurgy, etc..., sur la demande même des habitants de ces communes [1]. Poursuivant le même but, le Dr Lop, de Marseille, médecin de la protection du premier âge, a demandé au Préfet des Bouches-du-Rhône que les médecins inspecteurs soient autorisés à convoquer les nourrices une fois par mois dans un local approprié pour le pesage et l'examen des enfants [2].

Il est fort à désirer que l'article de la loi Roussel qui concerne l'inspection des nourrissons soit modifié dans ce sens, au moins, comme l'a fait remarquer M. Porak [3], dans les circonscriptions d'inspection peu étendues et comprenant un assez grand nombre de nourrices. Les excellents résultats obtenus par le Dr Mocquot sont garants du bénéfice considérable qu'en retireraient les enfants protégés.

1. Mocquot, La loi Roussel et les Consultations de nourrissons, *L'Obstétrique*, juillet 1903, p. 329.

2. Lop, Essai de modification de la loi Roussel. Une Consultation de nourrissons, *Annales de la Soc. obstétr. de France*, 1902, p. 364.

3. Porak, Rapport au nom de la Commission de l'hygiène de l'enfance, *Bulletin de l'Académie de Médecine*, 30 décembre 1902.

Rien ne serait d'ailleurs plus facile à tout médecin s'intéressant à la puériculture que d'établir dans sa propre clientèle une *consultation individuelle*, suivant l'expression du Dr Devé [1], qui a soulevé cette question et l'a traitée de façon très heureuse dans sa Thèse inaugurale. La preuve vient d'en être fournie par le Dr Legrand (d'Issy) qui a organisé depuis un an environ à son domicile une consultation et en a communiqué les bons résultats à la Société d'obstétrique de Paris [2]. Je citerai encore l'exemple du Dr Pierrhugues (communication écrite) qui, depuis quelques mois, a installé chez lui, à Hyères, une consultation où des enfants lui sont amenés chaque semaine par leur mère ou par la personne chargée de les élever. Il les pèse, les examine, distribue du lait stérilisé en cas de besoin, etc., et, d'après ce qu'il a observé jusqu'ici, il a tout lieu de croire que cette organisation portera ses fruits. A Paris, dans le XVIIIe, le Dr Schwab a fondé pour l'Œuvre des femmes en couches israélites une consultation individuelle qui fonctionne avec succès. Il est à souhaiter que ces efforts personnels se multiplient, afin que s'étende à un nombre de plus en plus grand de nourrissons la surveillance médicale qui les préserve de la maladie et de la mort.

L'exemple donné par la France a été suivi à l'étranger, où la mortalité infantile est également très grande, et des Consultations de nourrissons ont été créées dans différents pays. En Belgique, la première a été fondée en 1897 à Bruxelles par les Drs Lust et Keiffer; elle est annexée, « comme un complément indispensable », à la Laiterie maternelle de cette ville. A Bruxelles encore, le Dr Van Aubel vient d'en instituer une à la Maternité de Sainte-Anne. Une autre a été créée à Hodimont en 1901 par M. l'échevin Cerexhe, sous la surveillance des Drs Van Pée père et fils. A Liège, en 1902, le Prof. Charles a adjoint à sa Maternité une Œuvre semblable à celles qu'a fondées le Dr Budin à Paris. Enfin, tout récemment, la commune de Schærbeck a ouvert une consultation que dirigent les Drs Ersch et Dejace [3].

Des institutions semblables fonctionnent en Italie, à Florence, sous la direction du Prof. Pestalozza; en Hongrie, à Témesvar; au Canada, à Québec. Il y en a en formation à Madrid, grâce aux efforts du Dr Ulecia [4].

On le voit, l'initiative ingénieuse et bienfaisante du Prof. Budin et un peu plus tard celle du Dr Dufour ont été fécondes. Des Œuvres semblables à celles dont ils ont été les instigateurs se multiplient à Paris, en province, et hors la France.

Les Sociétés protectrices de l'enfance suivent le mouvement. Le Comité supérieur de la protection des enfants du premier âge, qui s'occupe actuellement de reviser la loi Roussel, vient de voter le principe de la création de Consultations pour les enfants protégés, avec pesée et examen deux fois

1. Ch. Devé, *Réflexions critiques sur la puériculture*, Thèse Paris, 1903.
2. Legrand (d'Issy), Consultation de nourrissons au domicile du médecin. *Bulletin de la Société d'obstétrique de Paris*, 19 février 1903, p. 35.
3. E. Lust, *Consultations de nourrissons et cliniques infantiles*, Bruxelles, 1903.
4. R. Ulecia y Cardona, *Informe acerca de la Mortalidad infantil de Madrid*, Madrid, 1903.

par mois, tout en en laissant l'initiative aux médecins inspecteurs, et sans préjudice des visites domiciliaires, dont la nécessité est incontestable. C'est là une première étape vers la Consultation officielle. Dans la récente session du Congrès d'assistance publique et de bienfaisance privée tenue à Bordeaux, le Dr Rivière a fait adopter les conclusions d'un rapport sur le patronage des nourrissons, dans lequel il insiste sur la création de Consultations où ces enfants soient surveillés, et où on fasse l'éducation des mères [1].

Et l'essor continue, grâce aux efforts individuels, grâce surtout à la puissante action de la Ligue contre la mortalité infantile. Des conférences se sont organisées pour faire connaître et répandre ces utiles institutions. Le Prof. Budin, entre autres, en a fait plusieurs à Paris, puis à Montreuil, à Rouen, à Arras sous la présidence de M. Jonnart, à Lens. Il y a quelques mois, il présidait à Beauvais une réunion ayant pour objet la création d'une Goutte de lait : le conférencier était le Dr Ausset, de Lille, qui dirige la Consultation de Saint-Pol-sur-Mer. Plus récemment encore, sous sa présidence, une conférence a été faite à Boulogne-sur-Mer avec son éloquence coutumière par l'éminent avocat de Douai, M. Dubron.

Un exemple suffira pour montrer l'utilité de ces conférences. Le lendemain de la réunion d'Arras « le Conseil général du Pas-de-Calais, sur la proposition d'un de ses membres, décidait à l'unanimité : que la conférence du Dr Budin ainsi que les allocutions prononcées par le président, M. Jonnart, seraient imprimées aux frais du département et adressées à tous les maires et aux médecins du département; que les municipalités seraient invitées à établir des Consultations de nourrissons sous le patronage de comités de dames constitués au chef-lieu de chaque arrondissement pour subventionner et encourager les Consultations et distribuer du lait stérilisé ». Et rapidement, sous l'influence de cette propagande, et grâce à l'activité généreuse du Préfet, M. Duréault, au zèle et au dévouement de l'Inspecteur de la protection du premier âge, M. E. Carlier, et des médecins, des Consultations de nourrissons se sont fondées dans tout le département. Il en est qui ont été organisées avec le concours des Compagnies houillères, à Ostricourt, Drocourt, Dourges, Courrières, où il y en a deux, Lens, qui en possède trois, Liévin, qui en a deux, Meurchin, Bully-Grenay, qui en compte deux, Nœux, Bruay, Marles, Lillers. La Société anonyme des aciéries de France a fondé celle d'Isbergues. D'autres enfin ont été créées par les villes et les communes suivantes : Arras, Avion, Frévent, Saint-Pol-sur-Ternoise, Béthune, Montreuil-sur-Mer, Arques, Boulogne-sur-Mer, Etaples, Oignies, Libercourt. Et ces 29 consultations, dirigées par des praticiens zélés, sont déjà suivies par un grand nombre de nourrissons; leur mot d'ordre est d'encourager avant tout l'allaitement maternel et leur succès est assuré.

Ainsi, dans un admirable effort, le département du Pas-de-Calais, qui comptait parmi ceux où succombaient le plus d'enfants de 0 à un an, a engagé résolument et vigoureusement la lutte contre la mortalité infan-

1. M. Rivière, Du patronage des nourrissons, *L'Obstétrique*, juillet 1903, p. 323.

tile; et les résultats ne se sont pas fait attendre, car le relevé annuel des décès permet de constater que la mortalité diminue de jour en jour.

Du reste le grand mouvement commencé se propage de tous côtés. Les Consultations de nourrissons et les Gouttes de lait, ou mieux les Consultations-Gouttes de lait, car les deux termes gagnent à être associés, se créent un peu partout, et elles sont assidûment suivies. C'est là un fait significatif qui montre qu'elles répondent à un besoin réel. Plus leur nombre augmente, plus le service qu'elles rendent au pays devient appréciable, car il se traduit par la conservation d'un stock plus considérable d'existences de petits enfants.

II

ORGANISATION DES CONSULTATIONS DE NOURRISSONS

« Pour créer une Consultation de nourrissons, trois choses suffisent : une balance, un appareil à stériliser le lait et le dévouement d'un médecin. On ne fait jamais en vain appel au dévouement du corps médical; les distributions gratuites de lait ne constituent pas une dépense bien lourde; on peut dire que l'équilibre du budget d'une consultation ne saurait jamais arrêter les bonnes volontés ni inspirer de sérieuses inquiétudes... L'entreprise est donc à la portée des plus modestes. » Ainsi s'exprime M. Jonnart dans la belle Préface qu'il a écrite en tête du livre *Le Nourrisson* du Prof. Budin.

Et de fait les œuvres de ce genre, Consultations et Gouttes de lait, sont généralement organisées très simplement, et si on les réduit à leurs éléments essentiels, elles peuvent ne comporter qu'une dépense relativement faible. Voyons donc en quoi consiste cette organisation.

Le local se compose ordinairement de trois pièces, dont voici la disposition sommaire :

1° Une salle d'attente, bien aérée et assez vaste pour contenir le nombre habituel de personnes qui fréquentent la consultation : elle a pour tout mobilier des bancs ou des chaises;

2° Une salle de pesage et d'examen. Elle est meublée d'une table sur laquelle se trouve la balance, d'une autre table qui sert au médecin et à ses aides pour écrire, et de quelques sièges. Une crèche est utile, mais non indispensable : les mères y placent leurs enfants pour les rhabiller plus aisément après la visite médicale;

3° Une salle exclusivement affectée au lait et à sa distribution L'aménagement en est très différent suivant que le lait délivré aux mères qui en ont besoin est stérilisé industriellement ou qu'il est stérilisé à la Consultation même. Dans le premier cas, le local en question est un simple dépôt où sont placées les bouteilles de lait à distribuer. Dans le second cas, la pièce est beaucoup plus importante : elle devient un véritable laboratoire de lait stérilisé. Aussi, son installation, bien que très simple, doit-elle être réglée minutieusement dans tous ses détails. C'est elle que j'aurai surtout en vue dans la description qui va suivre.

Mais, avant tout, il est indispensable de se préoccuper de la matière première, du *lait*, qui devra servir à la consommation d'un certain nombre de nourrissons.

Sans entrer dans une étude approfondie du lait, qui ne serait pas à sa place dans ce travail, je me bornerai à rappeler certaines notions essentielles, telles que la composition que doit avoir cet aliment, ses adultérations si fréquentes, les moyens de le rendre inoffensif, etc. A propos de ces derniers, stérilisation sous pression, au bain-marie, pasteurisation..., je décrirai sommairement les appareils qui doivent faire partie du matériel de la Consultation, suivant le procédé qui y est adopté.

Le lait de vache, le seul dont je m'occuperai, doit contenir à peu près 870 parties d'eau pour 1 000, 40 de beurre, 50 de lactose ou sucre de lait et 40 de caséine et sels réunis. Malheureusement, il est loin d'avoir toujours cette composition dans le commerce. Outre les souillures qu'il subit trop souvent au moment de la traite, il passe par de nombreux intermédiaires et est fréquemment altéré par des manœuvres frauduleuses dont les deux plus communes sont l'écrémage et le mouillage. Il n'est pas rare que le beurre soit enlevé dans des proportions considérables, ce qui fait perdre au lait une de ses principales qualités nutritives. Pour n'en citer qu'un exemple, dans le département du Nord, où la mortalité infantile est si grande, les statistiques des analyses du lait publiées par M. Staës-Brame, directeur du Bureau d'hygiène de Lille, témoignent du degré incroyable que peut atteindre la fraude. C'est ainsi que les analyses du mois de mars 1900, citées par M. Budin [1], ont démontré que le lait, écrémé à la turbine, arrivait à ne contenir que 4 grammes et même 2 gr. 5 de beurre par litre! Quant à l'addition d'eau, elle est plus néfaste encore, car cette eau, souvent impure, contaminée, peut servir de véhicule à des microbes malfaisants.

Pour toutes ces raisons, la consommation de lait cru ne saurait être recommandée, particulièrement pour des nourrissons, que dans des circonstances exceptionnelles, comme celles où se trouve à la Pouponnière le Dr Raimondi qui fait ingérer avec succès aux enfants, quand il en est besoin, du lait « aseptique ou vivant » recueilli avec la plus stricte propreté, et consommé frais, presque aussitôt après la traite.

En réalité, dans la pratique courante, le lait doit être soumis à la stérilisation ou au moins à l'ébullition prolongée, qui, si elles ne lui rendent pas les principes nutritifs qui ont pu lui être enlevés, le privent du moins des germes nocifs qu'il peut contenir.

Toute cette question de la consommation du lait a été étudiée par M. Budin en 1897 dans un important rapport qu'il a rédigé au nom de la commission d'étude de l'alimentation par le lait, nommée à l'instigation de M. Strauss

1. Budin, *L'Obstétrique*, janvier 1903, p. 13.

par le Conseil municipal de Paris. Je ne puis mieux faire que de reproduire les conclusions de ce rapport :

« Le lait doit être fourni par des vaches saines, provenir de la traite complète, et n'être ni écrémé, ni mouillé.

« Il doit toujours contenir, outre le beurre, 90 grammes de matières fixes; il a de grandes chances alors de n'avoir point été mouillé.

« De plus, les laits ont été divisés en trois catégories d'après la quantiié de beurre qu'ils renferment. Le lait *très bon* donne à l'analyse plus de 40 grammes de beurre; le lait *bon* de 35 à 40 grammes; le lait *médiocre* de 30 à 35 grammes.

« Tout liquide qui contient moins de 30 grammes de beurre ne doit pas être considéré comme du lait, au point de vue hygiénique; il ne doit plus être vendu sous ce nom.

« Le lait s'altère facilement, car les germes y pullulent avec une grande rapidité; il faut donc s'efforcer de le rendre stérile.

« L'ébullition et le chauffage pendant trois quarts d'heure au bain-marie, dans l'eau bouillante, suffisent pour le lait qui doit être consommé dans la journée ou dans les vingt-quatre heures.

« Le chauffage pendant un certain temps à 100 degrés ou le chauffage discontinu au-dessous de cette température détruisent les microbes et rendent le lait inoffensif.

« Si le lait doit être pris cru, il faut qu'il soit produit et recueilli dans des conditions particulières sous peine d'être dangereux pour les consommateurs.

« Il ne suffit pas d'avoir du bon lait cru et du lait stérilisé, il faut encore en faire profiter la population indigente de Paris, qui en est trop généralement privée.

« L'Assistance publique, grâce à ses adjudications et au contrôle qu'elle exerce, peut avoir du bon lait.

« Il faudrait que du lait pur, du lait stérilisé, ou exceptionnellement des appareils stérilisateurs fussent distribués à titre gracieux aux mères nécessiteuses secourues, lorsqu'elles ne peuvent élever leur enfant au sein.

« Aux mères qui ne sont pas à la charge des bureaux de bienfaisance, mais qui n'ont que des ressources insuffisantes, on devrait accorder des *bons payants* soit pour du lait frais, soit pour du lait stérilisé, soit pour des appareils stérilisateurs.....

« Le lait, aliment si précieux, doit pouvoir être acheté aussi bon marché que possible.....

« Si on parvient à faire délivrer du bon lait, du lait non nuisible, du lait à bon marché, on aura rendu un très grand service..... aux malades et aux enfants. »

De ces conclusions il ressort donc que le lait, destiné à l'alimentation des enfants, doit être non seulement indemne de toute falsification, mais *stérilisé*, et qu'il est nécessaire d'en délivrer aux mères pauvres gratuitement ou à prix réduit. C'est ce qu'ont réalisé dans une certaine mesure d'une part les Consultations de nourrissons et les Gouttes de lait, et d'autre part, à Paris du moins, l'Œuvre philanthropique du lait fondée en 1898 et due à l'initiative du Dr H. de Rothschild. Dans différents quartiers de la capitale sont installées des laiteries philanthropiques, où l'on délivre gratuitement ou à très bon marché, du lait excellent, frais ou stérilisé.

En ce qui concerne les falsifications du lait, il est à espérer qu'elles se feront de plus en plus rares grâce, d'une part, à la surveillance sérieuse dont on s'efforce d'entourer la vente de ce précieux aliment et, de l'autre, au perfectionnement des procédés d'analyse qui permettent de les découvrir. Je ne puis entrer dans le détail des méthodes d'analyse du lait et de recherche des fraudes dont il peut être l'objet, méthodes pour la description desquelles je renvoie le lecteur à la remarquable monographie du Prof. Duclaux[1] sur le lait, ou simplement aux leçons faites par le Dr H. de Rothschild à l'Institut Pasteur[2]. Mais je dois mentionner tout au moins que nous avons actuellement à notre disposition deux procédés très pratiques pour nous renseigner rapidement et suffisamment sur les points les plus utiles à connaître de la composition du lait. Le moyen le plus simple de déceler l'écrémage est de doser le beurre à l'aide du centrifugeur imaginé par le professeur Gerber, de Zurich; quelques minutes suffisent à cet examen qui donne le décigramme par litre. Quant au mouillage, la cryoscopie du lait permet d'en établir d'une façon expéditive et précise l'existence et les proportions. Cette méthode qui repose sur le principe démontré en 1895 par Winter que le Δ (point de congélation du lait) est *constant* (— 0°,55 en moyenne, même quand le lait a été bouilli en vase clos ou stérilisé), a été l'objet de recherches et d'expériences des plus concluantes de la part du Dr Parmentier[3]. Quand le Δ est au-dessous de — 0°,55, le lait est additionné d'eau, et un calcul très simple permet d'en évaluer la quantité. Mais la cryoscopie a encore ceci de précieux, que l'élévation du point de congélation dénote un lait altéré par des fermentations, qui doit être rejeté comme impropre à la consommation.

La combinaison de ces deux procédés, dosage du beurre avec l'appareil de Gerber et cryoscopie du lait, constitue, ainsi que l'a fait remarquer à l'une des dernières séances de la Société d'obstétrique de Paris (juillet 1903) le Dr Nicloux, qui y a journellement recours à la Clinique Tarnier, une méthode d'examen aussi sûre que facile, qui donne rapidement tous les renseignements désirables sur la teneur du lait en beurre, en eau et en principes nocifs, et par conséquent sur sa valeur nutritive.

Quoi qu'il en soit, alors même que le lait n'a subi dans sa composition aucune altération, il peut renfermer des micro-organismes, et la stérilisation seule, ai-je dit, en assure la parfaite innocuité. Ce sont les travaux de Soxhlet en Allemagne, puis ceux de MM. Budin et Chavane[4], en France, qui ont tout particulièrement contribué à répandre l'usage du lait stérilisé, et ont montré les inappréciables avantages qu'en retirent les nouveau-nés, privés pour des raisons quelconques de lait de femme.

J'ai indiqué que cette stérilisation peut se faire industriellement ou à domicile. Il est nécessaire d'entrer dans quelques explications à ce sujet.

1. Duclaux, *Le lait*, Paris, J.-B. Baillière, 1894.
2. Henri de Rothschild, *Le lait*, Conférences à l'Institut Pasteur, Paris, Doin, 1903.
3. Parmentier, Société médicale des hôpitaux de Paris, 27 février 1903, et *Presse médicale*, 1er avril 1903.
4. Budin et Chavane, *Bullet. de l'Acad. de Médecine*, 19 juillet 1892, 25 juillet 1893 et 17 juillet 1895. — Chavane, *Le lait stérilisé*, Thèse Paris, 1893.

M. Maurel a encore fixé un autre point intéressant : ses recherches lui ont démontré qu'il faut tenir compte des saisons. Les dépenses sont moins considérables en été qu'en hiver, et pour ne pas provoquer ce qu'il appelle la suralimentation relative, on devra donner à l'enfant, relativement à son poids, des quantités de lait moindres pendant les chaleurs.

On vient de voir quel est d'une façon générale le fonctionnement des Consultations de nourrissons annexées aux Maternités. Ce qui les distingue essentiellement, c'est que les femmes sont suivies depuis leur accouchement, qu'elles sont dirigées dans la voie de l'allaitement maternel, qu'après leur sortie de l'hôpital il s'écoule ordinairement peu de temps avant qu'elles ramènent leur enfant. Aussi le nombre des mères qui nourrissent est-il relativement grand. A la Consultation de la Clinique Tarnier [1], la proportion des enfants de zéro à deux ans qui sont au sein exclusivement est de 70 p. 100; il y en a 24 p. 100 à l'allaitement mixte, et 6 p. 100 à l'allaitement artificiel, et lorsque ces enfants sont venus au moins pendant sept mois, il y en a encore 64,4 p. 100 au sein exclusif, l'allaitement mixte en comprenant 29,8 p. 100, ainsi que l'a établi le Dr Planchon [2]. A ma Consultation de la Charité, les chiffres sont actuellement les suivants : allaitement maternel, 73 p. 100; allaitement mixte, 22,5 p. 100; allaitement artificiel, 4,5 p. 100.

Les Consultations annexées aux Dispensaires, les Gouttes de lait fonctionnent à peu près de même; mais elles sont moins bien favorisées quant au recrutement de leurs petits clients. D'ordinaire, en effet, les mères s'y présentent tardivement, avec des enfants de deux à trois mois et plus, souvent retirés de nourrice où ils étaient mal soignés, et déjà sevrés. Elles viennent attirées par la perspective d'avoir du lait gratuitement ou à bon marché. Les nourrissons qu'elles amènent sont fréquemment en mauvais état, voire malades, en proie à la gastro-entérite, atrophiques et même athrepsiques. Le nombre des enfants nourris au sein est peu considérable; c'est ce qui explique que M. Variot a pu dire que la Goutte de lait devient par la force des choses une École d'allaitement artificiel. Quoi qu'il en soit, les services qu'elle rend sont encore considérables. Grâce au contrôle hebdomadaire et régulier de la croissance à l'aide de la balance, aux conseils individuels donnés aux mères, et à la distribution méthodique du lait stérilisé, le Dr Variot estime qu'en évaluant à une centaine le nombre de vies qu'il sauvegarde chaque année, il est probablement au-dessous de la vérité [3].

Il n'en est pas moins vrai que le but idéal à atteindre est l'allaitement maternel. Malgré les conditions, souvent peu propices à ce mode d'alimentation, où se trouvent les Gouttes de lait, elles doivent à tout prix éviter d'encourir le reproche de favoriser l'allaitement artificiel. C'est là un point sur lequel le Prof. Budin a insisté l'un des premiers, et il y est revenu dans

1. P. Budin, Des moyens de combattre la mortalité infantile, *Revue philanthropique*, 10 janvier 1902.
2. Planchon, Durée de l'allaitement au sein, *L'Obstétrique*, 15 mai 1902, p. 193.
3. Variot, Conférence sur l'allaitement maternel, *Revue philanthropique*, 10 décembre 1902.

toutes ses publications. Dans leur remarquable rapport au Congrès de Nantes en 1901 sur la Défense de l'enfant, MM. Ollive et Schmitt s'expriment ainsi à ce propos : « Il est un écueil à éviter dans les Gouttes de lait et toutes les Œuvres philanthropiques semblables : *La trop grande distribution de laït stérilisé au détriment de l'allaitement maternel*, que l'élevage artificiel ne saurait remplacer : le lait de femme est et sera toujours supérieur au lait de vache stérilisé, maternisé ou peptonisé. C'est l'avis de tous les puériculteurs, et tous les médecins d'enfants se sont nettement exprimés sur ce sujet. Les Gouttes de lait en tendant à remplacer le lait de femme par du lait de vache iraient à l'encontre du but proposé. » Et M. Budin a formulé à son tour la même idée dans les termes suivants : « Si l'on dit simplement aux femmes du peuple : Venez chercher du lait, nous vous le donnerons de bonne qualité, stérilisé et gratuitement, elles sèvrent leurs enfants, car elles n'ont plus intérêt à le nourrir. Il faut au contraire s'ingénier à généraliser la pratique de l'allaitement au sein, qui donne des résultats bien supérieurs à ceux de l'allaitement artificiel [1]. »

C'est dans ce but : encourager l'allaitement au sein par la mère, que le Prof. Herrgott a fondé en 1890, à Nancy, l'Œuvre dite « de la Maternité ». Voici en quoi elle consiste :

« Les femmes qui ont accouché à la Maternité reviennent un mois après leur sortie. On pèse leur enfant, on compare son poids avec celui qu'il avait quatre semaines auparavant, et on donne une gratification variable suivant l'augmentation obtenue et la manière dont ces enfants sont soignés, suivant aussi le nombre des enfants qu'elles ont déjà... Non seulement le nombre des femmes qui viennent accoucher à la Maternité a notablement augmenté depuis dix ans, mais le nombre de celles qui allaitent leur enfant est aussi beaucoup plus considérable... On le voit, cette gratification que donne l'Œuvre de la Maternité fait plus que de venir en aide à la mère, elle sauve l'enfant, en permettant chez la femme l'éclosion de ses sentiments maternels [2]. »

A l'instar du Prof. A. Herrgott, bon nombre de médecins de Gouttes de lait s'efforcent d'obtenir l'allaitement maternel, par des moyens variés.

Le Prof. Budin cite l'exemple « du Dr Panel, Directeur du bureau d'hygiène de Rouen, qui dirige un Dispensaire de la ville avec son collègue le Dr Bouju, et a demandé à la municipalité d'accorder trois livres de viande par semaine aux femmes qui allaitent. Des gratifications de 10 ou de 20 francs sont en outre allouées à celles qui soignent bien leur enfant. Grâce au dévouement d'une directrice intelligente, le résultat désiré a été obtenu. Tandis qu'avant 1900 presque toutes les femmes donnaient le biberon, depuis cette époque celles qui allaitent sont beaucoup plus nombreuses que les autres [3]. »

A la Goutte de lait de Bar-le-Duc, le Dr Ficatier procède comme le

1. P. Budin, La Mortalité infantile de 0 à 1 an. Rapport fait à la Commission de la dépopulation, *L'Obstétrique*, janvier 1903, p. 31.
2. A. Herrgott, *Annales de la Société obstétricale de France*, 1901, p. 279.
3. P. Budin, La mortalité infantile de 0 à 1 an. *L'Obstétrique*, janvier 1903, p. 30

Dr Panel et avec le même succès. A Saumur, le Dr Levraud a deux consultations. Dans l'une, il délivre du lait stérilisé aux femmes dont les enfants en ont besoin, et il le leur fait payer. Dans l'autre, il n'admet que les mères qui nourrissent, et il leur octroie une gratification de trois francs à chaque pesée, tous les quinze jours.

A Paris, on multiplie les efforts pour obtenir l'allaitement au sein dans les Consultations. Le Dr Bresset distribue dans ce but des aliments et des médicaments. De plus, toutes les fois qu'on lui amène un enfant sevré seulement depuis quelques jours, il exige qu'il soit remis au sein, et il y parvient souvent. Aux mères qui ont sevré depuis deux ou trois mois, il donne le conseil de nourrir quand elles auront un autre enfant. De cette campagne acharnée, commencée depuis 1897, il recueille maintenant les résultats. C'est ainsi que 42 femmes redevenues enceintes ont amené leur nourrisson dès les premiers jours; et la proportion d'allaitement maternel, qui n'avait été antérieurement parmi elles que de 50 p. 100, est montée à 87 p. 100[1]. — Le Dr Vildermann donne aux mères-nourrices des toniques et au besoin du lait comme supplément de nourriture et comme galactagogue. — Le Dr Dubrisay fait prendre tous les matins aux femmes qui allaitent un repas composé de potage et de poudre de viande. — Le Dr Ancelet, dont la Consultation est très généreusement secourue par Mlle Chaptal, distribue des bons de viande, de légumes, des secours d'argent aux mères qui nourrissent. De plus, on assiste les femmes à domicile, et quand elles se relèvent de leurs couches, on leur procure du travail chez elles pour qu'elles puissent continuer à nourrir. — A l'hôpital Tenon, M. Boissard se propose « de donner 10 francs aux femmes qui auront nourri intégralement au sein leur enfant pendant quatre mois, à la condition expresse que les enfants pendant ce laps de temps auront été amenés régulièrement, qu'ils auront été bien tenus et auront normalement augmenté; trois mois après, une allocation nouvelle de 5 francs pourra leur être remise, ce qui assurerait la surveillance pendant sept mois[2] ». — A la Clinique Tarnier, à la Charité, on distribue tous les trois ou quatre mois aux femmes qui suivent régulièrement la Consultation des layettes, des couches, des vêtements, etc., et on les secourt de diverses façons.

A Liège, le Prof. Charles donne des récompenses variées aux femmes qui ont allaité pendant six mois et sont venues assidûment à la Consultation.

Par ces exemples que je pourrais multiplier, on voit que des tentatives ont été faites de tous côtés pour engager les femmes dans la voie de l'allaitement au sein. Elles commencent à porter leurs fruits : alors qu'au début il n'était guère question dans bon nombre de Consultations et de Gouttes de lait que d'allaitement artificiel, la proportion des femmes qui nourrissent est devenue beaucoup plus considérable.

En somme, le but à poursuivre est le même dans toutes les Œuvres qui

1. Bresset, Les Consultations de nourrissons et l'allaitement maternel, *Annales de Gynécologie*, juin 1902, p. 413.
2. Dévé, La Consultation de nourrissons à l'hôpital Ténon, *Bullet. de la Soc. d'obstétr. de Paris*, 19 février 1903, p. 40.

s'occupent de nourrissons, qu'il s'agisse des Gouttes de lait *médicales*, comme les appelle M. Variot, ou de celles qu'il désigne par opposition sous le nom d'obstétricales, c'est-à-dire annexées à des services d'accouchement : c'est d'augmenter par tous les moyens possibles le nombre des allaitements au sein. Sans doute, la tâche est difficile dans les premières, en raison des conditions souvent déplorables dans lesquelles leur arrivent les enfants. Elle est cependant loin d'être insurmontable, comme le prouve le pourcentage élevé d'enfants au sein que le Dr Bresset, entre autres, est parvenu à avoir dans ses deux Consultations.

Et maintenant, quels sont les résultats obtenus dans toutes ces institutions? Il suffit pour s'en faire une idée de jeter un coup d'œil sur les Comptes rendus publiés par leurs Directeurs. Tous sont unanimes à constater la disparition presque absolue de la mortalité par diarrhée, même au moment des grandes chaleurs. C'est là le fait capital qui se dégage de toutes les statistiques. Sans entrer dans le détail de chacune d'elles, ce qui m'entraînerait beaucoup trop loin, je me bornerai à montrer par quelques exemples le bénéfice que retirent les nourrissons de leur fréquentation d'une Goutte de lait hospitalière ou extra-hospitalière.

Dans les Consultations que le Prof. Budin a successivement dirigées depuis 1892 à la Charité, à la Maternité, à la Clinique Tarnier, la mortalité par diarrhée, celle qui est de beaucoup la plus importante à considérer, a toujours été nulle. C'est ce qui est indiqué, en particulier pour l'année 1898, par une ligne droite, correspondant à 0. (Voir la figure 2.) Et depuis, il en a toujours été de même. Dans son rapport à la commission de dépopulation, M. Budin l'affirme de nouveau : « Nous n'avons pas perdu non plus, dit-il, un seul enfant de gastro-entérite en 1899, en 1900, en 1901 et en 1902. Remarquez bien qu'il ne s'agit pas ici de quelques enfants seulement, car en ce moment nous en voyons chaque vendredi 90 à 110, et comme un certain nombre d'entre eux ne viennent que tous les quinze jours, cela fait un total de 130 à 140 environ. »

Et quand M. Budin a quitté la Charité et la Maternité, ses successeurs ont obtenu un résultat identique. C'est ainsi qu'à la Charité en particulier, depuis le 1er mars 1898 jusqu'au 1er janvier 1903, 618 enfants ont fréquenté ma Consultation pendant une durée de un mois à deux ans ; or, sur 25 qui ont succombé à des causes diverses, ce qui donne une mortalité générale de 4,04 p. 100, je n'ai pas eu à enregistrer un seul décès par gastro-entérite.

De plus, je rappelle que le rachitisme, la maladie de Barlow, la maladie de Little... nous sont à peu près inconnus. Je n'ai observé en cinq ans qu'un seul cas de rachitisme chez un enfant que j'ai suivi pendant deux ans, et il a été nourri exclusivement au sein pendant neuf mois, et mis ensuite à l'allaitement mixte !

Je dois à propos de nos Consultations hospitalières faire ici une remarque importante. Bien que nous soyons placés dans des conditions favorables pour avoir de bons résultats, puisque nous surveillons presque tous les enfants depuis leur naissance, il n'y a pas entre nos Consultations et celles qui sont indépendantes des Maternités une différence aussi tranchée que l'a pensé M. Variot quand il a établi sa distinction entre les Gouttes de lait obstétricales et médicales. Il est bien vrai que le nombre de nos enfants nourris au sein est plus grand; mais, considérable au début, la disproportion tend à s'atténuer de plus en plus, depuis que partout on s'efforce d'encourager l'allaitement maternel. D'autre part, les nourrissons que nous suivons ne nous viennent pas tous sains, bien développés, bien portants et n'ayant jamais échappé à notre surveillance. En réalité nous soignons trois catégories d'enfants :

1° Ceux qui, nés à terme, ont quitté l'hôpital en bon état et nous reviennent allaités par leur mère : ce sont les plus nombreux.

2° Ceux qui sont nés avec une tare, syphilitique ou autre, et les prématurés qui quittent souvent le service encore bien fragiles et qui demandent des soins très minutieux. Pour ne parler que de ces derniers, je rappellerai que la faiblesse congénitale est une des causes importantes de la mortalité infantile. Fort heureusement, l'élevage des prématurés a fait de grands progrès et l'on en sauve aujourd'hui bien plus qu'autrefois. A la Clinique Tarnier, le Prof. Budin n'a eu que 59 décès sur 579 débiles, pesant 2 k. 500 et au-dessous, du 1er mars 1898 au 31 décembre 1901 : 90 p. 100 sont sortis vivants et bien portants de l'hôpital[1]. A la Charité, du 1er mars 1898 au 1er août 1901, il est né 316 débiles, dont 32 sont morts; 284 ont quitté l'hôpital vivants. La proportion des survivants a donc été la même : 90 p. 100. Mais c'est le sort ultérieur des débiles qui est surtout intéressant à connaître, et c'est ici que la Consultation joue un rôle très important, comme le prouvent les chiffres suivants : en février 1903, 80 prématurés nés à la Clinique Tarnier avaient suivi la Consultation, 2 seulement étaient morts[2]; d'autre part 48 ont suivi la Consultation de la Charité et 3 ont succombé[3]. Au total, sur ces 128 prématurés, il n'en est mort que 5 : 123 ont survécu. La survie a donc été de 96 p. 100!

Il est ainsi démontré que les enfants débiles s'élèvent actuellement en grand nombre dans les Maternités, et, constatation bien autrement importante, que ceux qu'on peut continuer de surveiller à la Consultation, survivent dans une proportion supérieure à 95 p. 100.

Les nombreux décès d'enfants nés prématurément rentrent donc dans la catégorie des morts évitables. Du reste dans une proposition de loi déposée par M. Strauss, « ils sont assimilés à des malades, afin de leur permettre de recevoir l'assistance médicale à domicile ou dans un établissement hospitalier ».

3° La troisième catégorie est composée : *a.* d'enfants dont les mères, accouchées dans le service, ont négligé de les ramener à la Consultation comme on le leur avait recommandé et n'y viennent que tardivement, lorsqu'ils sont malades; — *b.* d'enfants qui ont été envoyés en nourrice à leur sortie de l'hôpital et que les mères ont dû reprendre parce qu'ils y

1. P. Budin et Perret, Nouvelles recherches sur les enfants débiles, *L'Obstétrique*, mai 1901, et P. Budin, *L'Obstétrique*, janvier 1903, p. 33.
2. P. Budin, *Cours inédit fait à la Polyclinique H. de Rothschild*, fév. 1903.
3. Maygrier, Deux statistiques de prématurés, *L'Obstétrique*, 15 novembre 1901.

étaient mal soignés et souffrants; — c. d'enfants dont les mères sont accouchées chez elles ou dans un autre hôpital dépourvu de Consultation, et que nous accueillons par humanité, bien qu'ils soient souvent déjà sevrés et mal portants.

On voit que les Consultations dites d'accoucheurs, tout en ayant un recrutement plus grand que les autres d'enfants en bonne condition et faciles à élever, se trouvent aussi aux prises avec des difficultés et qu'elles ont de temps à autre à soigner des enfants atrophiques ou athrepsiques.

En regard de ce qui se passe dans nos Consultations, quels sont les résultats obtenus dans celles qui sont annexées à des Dispensaires officiels ou privés et dans les différentes Gouttes de lait de Paris et de la province? Il n'est que juste de le dire immédiatement, ces résultats sont pour la plupart très remarquables, malgré les conditions si fâcheuses où sont trop souvent les enfants qu'on y reçoit. La preuve en a été fournie lors de l'importante discussion qui a eu lieu à la Société obstétricale de France en 1902 sur les Consultations de nourrissons, par les communications si concluantes du Dr Levraud (de Saumur), des Drs Bresset, Wildermann, Dubrisay, Chavane et Bois, etc., de Paris.

D'autre part, dans sa Thèse, Mme Margouliès [1], après avoir décrit le fonctionnement de la Consultation du Dr Variot au Dispensaire de Belleville, a relaté les statistiques des Consultations de la rue Jenner et de la rue de La Rochefoucauld à Paris, de Pantin, des Gouttes de lait de Fécamp, de Saint-Pol, du Havre, du Mans, de Rouen, d'Elbeuf, de la Consultation de la Maternité de Liège, etc., et dans toutes les décès par affections des voies digestives sont rares, en sorte que, « tous ces documents prouvent que l'Œuvre de la Goutte de lait, malgré la date récente de sa première apparition, est d'une grande nécessité pour la lutte contre la mortalité infantile ».

C'est ainsi qu'à Paris, en particulier, « des progrès notables ont été réalisés, et en examinant les courbes de l'année 1901 jusqu'au commencement du mois de décembre, on y voit que la mortalité par diarrhée des enfants au sein et des enfants soumis à l'allaitement artificiel a considérablement diminué. Pendant les chaleurs de l'été, elle n'a pas dépassé le chiffre de 100 par semaine » [2].

Et cependant les Consultations de nourrissons et les Gouttes de lait ont été l'objet d'un certain nombre de critiques que je vais examiner rapidement.

On leur a reproché d'exposer les enfants, lorsque le froid est rigoureux, à contracter des affections des voies respiratoires. Le Dr Szana [3], qui a fondé une Consultation de nourrissons à Temesvar en Hongrie, et qui la dirige avec le plus grand zèle, a écrit au Prof. Budin pour lui demander son avis sur le refroidissement possible des bébés pendant leur transport et sur ses conséquences. M. Budin, dans sa réponse, a déclaré qu'il n'a jamais observé d'accidents dus à cette cause : « Il faudrait, du reste, a-t-il

1. Mme Margouliès, *L'Œuvre de la Goutte de lait*, Thèse Paris, 1903.
2. P. Budin, Des moyens de combattre la mortalité infantile, *Revue philanthropique*, 10 janvier 1902.
3. P. Budin, *L'Obstétrique*, novembre 1902, p. 449.

ajouté, penser que du mois d'octobre au mois d'avril, jamais les mères ne font sortir leurs bébés et qu'elles les laissent constamment enfermés à la maison. La vérité c'est que l'enfant, s'il est bien enveloppé et s'il est tenu chaudement dans les bras et sur la poitrine de sa mère, n'a pas beaucoup de chances de se refroidir sérieusement et de tomber malade. Placez, dans ces conditions précises, un thermomètre entre sa peau et son vêtement et vous en aurez la preuve. » Pas plus que le Dr Budin, je n'ai vu d'enfants devenus sérieusement malades pour avoir été amenés à la Charité par le mauvais temps. Il suffit de recommander aux mères de bien couvrir leurs enfants et de les porter dans les bras quand il fait froid plutôt que de les amener dans une petite voiture. Quand il s'agit par exception d'un enfant débile, ou particulièrement délicat, on les engage à ne le sortir que lorsque le temps est favorable.

Une autre objection qu'on a faite est la promiscuité des enfants dans la pièce d'attente de la Consultation et les dangers de la contagion si l'un d'entre eux est atteint de coqueluche, rougeole, etc. MM. Porak et Katz ont, dans leur communication à la Société obstétricale de France [1], attiré l'attention sur ce point et rapporté plusieurs cas d'affections contagieuses contractées à la Consultation de la Maternité. A ce propos, le Dr Chavane a rappelé que pendant les vacances de 1893, il y a eu à la Charité, par suite de l'imprudence d'une mère qui amena à la Consultation son enfant atteint de rougeole, malgré la défense qui lui en avait été faite, une épidémie qui fut grave, puisque deux enfants succombèrent. Le danger a été de nouveau signalé par le Prof. Pinard à la commission de dépopulation.

Mais, les faits qui précèdent sont extrêmement rares, grâce aux mesures qui sont le plus habituellement prises. Le péril est en réalité facile à éviter si, comme on le fait habituellement, « jamais un enfant n'est admis dans la salle commune et n'a de contact avec les autres, sans avoir subi un examen prouvant son bon état de santé générale ». (Chavane.) Le Dr Bresset [2], discutant cette question, ajoute avec raison « que la meilleure garantie est encore dans l'éducation des mères, et que le plus sûr moyen d'éviter le séjour des contagieux dans les salles d'attente, est de faire comprendre aux parents qu'ils doivent eux-mêmes avertir dès leur arrivée, dans l'intérêt de leur enfant, si celui-ci présente quelque chose d'anormal ».

On a été plus loin dans les critiques, et les résultats eux-mêmes obtenus dans certaines Œuvres ont été mis en doute. Le Dr Peyroux [3] d'Elbeuf, dans une série de travaux très étudiés, très documentés, s'est efforcé de démontrer que dans les Gouttes de lait du groupe normand, Elbeuf, Fécamp, le Havre, les résultats sont nuls, et que cela tient à ce que dans ces Œuvres la pratique de l'allaitement au sein est à peu près inconnue et que les enfants sont presque tous nourris artificiellement. Il a comparé la mortalité qui existait dans ces villes chez les enfants de 0 à un an avant la création.

1. MM. Porak et Katz, *Annales de la Société obstétricale de France*, 1902, p. 250.
2. L. Bresset, *Les Dispensaires gratuits de la Caisse des Écoles du VIIe arrondissement*, année 1902, Paris, Steinheil, 1903, p. 25.
3. Peyroux, *L'Œuvre des Gouttes de lait*, Elbeuf, 1902.

de la Goutte de lait avec la mortalité qui y a été constatée après son établissement et il a trouvé un pourcentage identique dans les deux périodes, parfois même un nombre de décès plus grand après l'installation de la Goutte. Depuis ce premier travail, le Dr Peyroux [1] a étudié les résultats d'autres Œuvres et fait pour presque toutes des constatations semblables. En fait, il différencie les Consultations de nourrissons telles qu'elles fonctionnent à Paris et dans quelques villes de province, qu'il trouve parfaites, et les Gouttes de lait où on ne s'occupe que de la stérilisation du lait et de sa vente ou distribution gratuite, suivant les ressources des femmes, l'allaitement au sein n'existant qu'en théorie. Les deux institutions « ne sont pas des sœurs jumelles, et n'ont entre elles qu'une vague parenté ». Finalement, il conclut que les Gouttes de lait doivent renoncer à ne faire que de l'allaitement artificiel, cesser de fournir du lait aux mères qui peuvent nourrir, et favoriser de tous leurs efforts l'allaitement au sein.

Les chiffres fournis par M. Peyroux sont inattaquables en eux-mêmes. Leur interprétation seule pourrait prêter à discussion, mais je n'ai pas à trancher la question à ce point de vue. Seuls les directeurs des Gouttes incriminées ont qualité pour répondre. Ainsi que le reconnaît d'ailleurs M. Peyroux, ils ne sauraient être mis personnellement en cause, le Dr Dufour, de Fécamp, moins que tout autre, lui qui s'est adonné à son Œuvre avec tant d'ardeur, de ténacité et de dévouement.

Quoi qu'il en soit, et de quelque façon qu'on interprète les affirmations du Dr Peyroux, elles n'en ont pas moins eu un certain retentissement. Elles sont à retenir. Il a fait tinter une cloche d'alarme qui doit être entendue de tous les médecins qui dirigent des Gouttes de lait et les mettre sur leurs gardes. L'allaitement artificiel doit être relégué au second plan : il n'a de raison d'être que dans des conditions exceptionnelles. C'est ce qui ressort de tout ce qui précède, et ce sera la conclusion du chapitre suivant.

IV

L'AVENIR DES CONSULTATIONS DE NOURRISSONS

De tous les organismes destinés à combattre la mortalité des enfants du premier âge, la Consultation de nourrissons apparaît aujourd'hui nettement comme l'un des mieux appropriés à cette destination et l'un des plus puissants. L'extension rapide prise par les Œuvres de ce genre, la faveur qui les accueille de tous côtés, l'insistance avec laquelle on en réclame de nouvelles, l'appui qu'elles rencontrent non seulement de la part des simples particuliers, mais aussi des municipalités, des conseils généraux, du gou-

1. Peyroux, Consultations de nourrissons et Gouttes de lait, *La Semaine médicale*, 21 décembre 1902.

vernement, témoignent de la confiance qu'elles inspirent, et les services qu'elles ont déjà rendus commencent à justifier ces espérances.

Pour que l'Œuvre arrive à son plein épanouissement, pour qu'elle tienne toutes ses promesses, il importe de ne pas s'écarter de la voie qui doit être suivie. Les considérations dans lesquelles je suis entré à propos des divers modes d'alimentation, la supériorité des résultats obtenus dans les Consultations où les enfants nourris au sein sont en majorité, l'évolution heureuse qui s'est opérée dans plusieurs Œuvres où le nombre des nourrissons allaités par leurs mères, minime au début, a progressivement augmenté, me permettent de tracer nettement cette voie dans ce chapitre, qui ne sera d'ailleurs que la synthèse des précédents.

Je grouperai sous trois chefs les conditions qui paraissent indispensables pour que les Consultations de nourrissons puissent rendre tous les services qu'on est en droit d'attendre d'elles.

I. L'allaitement maternel doit être le principal objectif des Consultations de nourrissons. — L'obligation pour la mère de donner son lait à son enfant est si naturelle, les avantages de l'allaitement au sein sont si évidents qu'il semble superflu d'énoncer une pareille proposition. Mais on a vu que dans la plupart des Consultations qui ne dépendent pas d'un service d'accouchements, beaucoup de femmes se présentaient tardivement, au bout de plusieurs semaines ou même de plusieurs mois, avec un enfant sevré prématurément et souvent malade, venant chercher du lait et demander des conseils. Aussi le Dr Variot a-t-il établi entre les Consultations une distinction sur laquelle je dois revenir. Il lui donne une portée si grande et en tire de si importantes conclusions que je vais citer *in extenso* son opinion, avant de m'expliquer à ce sujet.

« Il existe actuellement, dit-il, deux types de consultations dites Gouttes de lait : dans les unes on s'occupe plus spécialement des nourrissons au sein; dans les autres, on cherche surtout à sauvegarder la vie des enfants élevés au biberon.

« D'une part, les accoucheurs dans leurs consultations *fermées* n'admettent que les nourrissons nés dans leur service, qu'ils n'ont jamais perdu de vue [1]; leur préoccupation principale étant de diriger et de stimuler l'allaitement maternel, ils ont une grande majorité d'enfants élevés au sein dans leur Goutte de lait qui a un caractère prophylactique en quelque sorte. D'autre part, les médecins ont organisé des Gouttes de lait *ouvertes*, où ils reçoivent indistinctement tous les enfants qu'on leur présente, sains ou malades. Les mères nourrices ne fréquentent pas en grand nombre ces Consultations, car si leur enfant au sein se développe bien, elles ne reconnaissent pas la nécessité d'une inspection hebdomadaire. L'immense majorité des enfants surveillés sont élevés au biberon ou à l'allaitement mixte et habituellement on les apporte dans un état d'atrophie plus ou moins avancé.

« Entre ces types de Gouttes de lait, quel est celui qui est appelé à prédominer dans l'avenir et à se généraliser? La réponse ne me semble pas douteuse [2]. »

1. J'ai montré plus haut que cette assertion n'est pas tout à fait exacte, et que souvent des enfants nous reviennent de nourrice malades, où que nous en acceptons par humanité quelques-uns nés au dehors.

2. Variot, L'avenir des Gouttes de lait, *Archives de médecine des enfants*, avril 1903.

L'opposition est très nette, mais la conclusion m'apparaît toute différente. La réponse ne me semble pas plus douteuse qu'à M. Variot, mais dans un autre sens, et l'avenir me paraît être aux Consultations où l'allaitement maternel sera prépondérant. Certes, il y aura toujours malheureusement, quoi qu'on fasse, des enfants mal soignés par leur mère ou ramenés malades de nourrice, et, dans ce cas, les services que rend la Goutte de lait sont immenses : elle devient une véritable Consultation d'enfants atrophiques, qu'une alimentation bien dirigée et l'emploi méthodique du lait stérilisé peuvent seuls arriver à sauver; à cet égard, le rôle que remplit avec tant de dévouement le Dr Variot est admirable.

Mais la distinction qu'il établit d'une façon si tranchée et qui a pu être vraie à l'origine, tend à s'effacer de plus en plus, au fur et à mesure que les Consultations de nourrissons se développent, qu'on y attire les mères de bonne heure, et qu'on y favorise par tous les moyens que j'ai indiqués l'allaitement au sein. Dans les conférences qu'il a faites à Beauvais et à Lens, M. Budin a dit très justement que « la meilleure des Gouttes de lait est celle que l'enfant trouve dans le sein de sa mère ». — « Mieux vaut prévenir que guérir », écrit le Prof. Charles, de Liège, en tête de sa description du fonctionnement de la Consultation de la Maternité de Liège[1].

Le Dr Variot déclare « qu'il y a environ 39 000 enfants de zéro à un an qu'on élève chaque année à Paris; il faudrait d'innombrables Gouttes de lait et un personnel médical énorme pour faire une inspection rigoureuse de la *moitié* seulement de ces enfants, c'est-à-dire de ceux qui naissent aux frais de l'Assistance publique ».

Le Prof. Budin est, et je suis avec lui, d'un tout autre avis :

« Si, disait-il déjà en décembre 1901, nous jetons un coup d'œil sur Paris, il me semble permis d'avoir des espérances qui pourraient bien devenir des réalités. Les femmes pauvres accouchent dans les Maternités ou chez les sages-femmes agréées, ou chez elles assistées par les sages-femmes des bureaux de bienfaisance. Or, en 1899, il y a eu 16 294 accouchements dans les Maternités et 5 960 chez les sages-femmes agréées; quant aux femmes accouchées par les bureaux de bienfaisance, elles ont été au nombre de 11 927; cela constitue un total de 34 181 accouchements qui ont été faits par l'Assistance publique.

« Dans notre service hospitalier, nous obligeons les mères à nourrir leurs enfants au sein; on devrait exiger qu'il en soit de même chez les sages-femmes agréées des hôpitaux; enfin les sages-femmes du bureau de bienfaisance pourraient facilement donner aux accouchées le conseil d'allaiter leurs enfants. Ce résultat obtenu, si on établissait des Consultations de nourrissons dans les différents quartiers de la ville de Paris, rien ne serait plus facile, dès qu'une femme serait accouchée et rétablie, que de lui dire : « Allez avec votre enfant à tel endroit, « on le pèsera tous les huit ou quinze jours et vous verrez s'il va bien; s'il n'en « est pas ainsi, on vous donnera les conseils médicaux nécessaires. » La dépense ne serait pas bien considérable, puisque ces enfants seraient élevés au sein : il n'y aurait que dans le cas où les nourrices seraient insuffisantes qu'on leur donnerait du lait stérilisé... Par conséquent, on pourrait très aisément, en ayant des

1. Charles, de Liège, *Journal d'accouchements*, 22 mars 1903.

consultations organisées dans les différents quartiers, réussir à sauver les enfants en grand nombre [1]. »

J'ai montré que l'allaitement au sein est devenu prépondérant dans beaucoup d'Œuvres qui, à leur début, étaient presque uniquement suivies par des enfants nourris artificiellement. Il ne faut à aucun prix qu'on puisse dire que les Consultations favorisent l'allaitement artificiel. Du lait stérilisé ne doit être donné aux nourrissons que faute de mieux; ce mieux est à rechercher par tous les moyens possibles.

Une Goutte de lait, c'est-à-dire une Œuvre où l'on délivre du lait suivant les besoins, doit se doubler d'une Consultation faite par un médecin qui se préoccupera avant tout de faire allaiter les enfants par leurs mères et sera seul juge des cas où il y a lieu de donner du lait; sans quoi elle deviendra une distribution de lait sans contrôle, et pourra être dangereuse.

Par contre, la Consultation de nourrissons n'est pas fatalement obligée de se doubler d'une Goutte de lait. Dans les grands centres, où la provenance du lait et sa qualité peuvent être douteuses, il importe qu'il soit stérilisé, et la Consultation doit fournir ce lait elle-même à ses clients. Mais à la campagne, quand on est assuré d'avoir des vaches saines, du bon lait, fraîchement trait, la Consultation peut se dispenser de fournir du lait aux mères; le médecin se bornera à leur donner des indications précises lorsqu'elles auront à compléter l'alimentation de leurs enfants avec du lait de vache. Le Dr Mocquot, d'Appoigny, qui obtient des résultats merveilleux, ne délivre pas de lait : si quelques enfants en ont besoin, il indique aux mères les quantités à donner et la manière de procéder.

En résumé, la Consultation de nourrissons doit être une *École d'allaitement maternel*, où l'allaitement mixte ne commencera pour les enfants que le plus tard possible, où l'allaitement artificiel sera exceptionnel. Bien loin de cesser de les suivre sous le faux prétexte que l'allaitement au sein n'a pas besoin d'être surveillé, les mères devront y venir assidûment. C'est en les instruisant, en les dirigeant, qu'on évitera à leurs enfants la suralimentation et ses dangers, les accidents de la dentition et du sevrage, et que la Consultation atteindra pleinement son but.

II. **Tous les efforts doivent tendre à la multiplication des Consultations de nourrissons et à leur diffusion sur tous les points du territoire.** — Pour réaliser le programme que je viens d'exposer, il est nécessaire que les Consultations de nourrissons deviennent extrêmement nombreuses, qu'elles se multiplient dans les villes et dans les campagnes. La bienfaisance privée d'une part, l'Assistance publique d'autre part, sont les agents de cette diffusion. Il faut que des Consultations soient instituées dans toutes les Maternités et aussi dans les hôpitaux d'enfants, comme l'a demandé le Dr Marfan. Les médecins inspecteurs du premier âge doivent

1. P. Budin, Des moyens de combattre la mortalité infantile, *Revue philanthropique*, 10 janvier 1902.

pouvoir en créer à leur gré et y faire venir régulièrement les enfants qu'ils ont à surveiller. Si on ajoute les Consultations individuelles, on voit que l'accroissement peut être rapide. Il suffit de se reporter à ce qui a été fait jusqu'ici pour augurer favorablement de l'avenir [1].

III. L'Œuvre des Consultations de nourrissons doit se solidariser avec toutes les Œuvres qui ont pour but de favoriser l'allaitement maternel. — Il ne suffit pas de créer des Consultations nouvelles en grand nombre, il faut que toutes les mères qui gardent leurs enfants les suivent, exception faite de celles qui sont placées comme nourrices dans les Pouponnières, dans les Maternités, où leurs nourrissons sont l'objet d'une surveillance attentive. Toute mère pauvre devrait être, suivant la belle parole de M. Lagneau, la nourrice payée de son enfant. Il n'en est malheureusement pas encore ainsi. Mais bien des femmes sont secourues, reçoivent des secours d'allaitement de l'Assistance publique. N'est-il pas logique, comme le demandent MM. Léon Labbé et Paul Strauss, que les enfants dont les mères profitent de l'assistance à quelque titre que ce soit, n'échappent pas à la surveillance? Il faut que le secours profite au nouveau-né, et qu'on puisse s'en assurer. Il est donc tout indiqué que ces mères soient astreintes à amener leurs enfants aux Consultations de nourrissons. Et pour assurer la venue de toutes les mères nécessiteuses, il suffirait d'une entente avec les Œuvres qui favorisent l'allaitement maternel, avec les Sociétés de charité maternelle, d'allaitement maternel, de protection de l'enfance, avec les Mutualités maternelles, les Crèches, les Crèches d'usine installées par certains industriels pour que leurs ouvrières puissent nourrir. Dans ces Sociétés, dans ces Mutualités, dans ces Crèches, on ferait connaître aux mères les Consultations, on les obligerait à y conduire leurs bébés.

La Ligue contre la mortalité infantile peut jouer un rôle très important en concentrant tous les efforts, en établissant un lien entre toutes ces Œuvres qui doivent se prêter un mutuel appui.

Telles sont les conditions qui peuvent assurer le succès complet des Consultations de nourrissons et en faire un instrument tout-puissant pour lutter victorieusement contre la mortalité infantile.

1. Au récent Congrès d'hygiène de Bruxelles (septembre 1903), à la suite de la discussion sur les règles à suivre dans l'alimentation des nourrissons, et après une communication très applaudie du Prof. Budin, voici la résolution qui a été prise :

La section est d'avis que l'alimentation des nourrissons doit faire l'objet de la sollicitude constante des pouvoirs publics, et exprime le vœu :

« 1° Que les Administrations publiques charitables cherchent, par tous les moyens possibles, à instituer des Consultations de nourrissons, dirigées par des médecins.

« 2° Que pour les jeunes filles, depuis l'école moyenne jusqu'à l'école normale, et spécialement dans les écoles ménagères, il soit institué des leçons pratiques d'hygiène infantile, notamment en leur faisant suivre des Consultations de nourrissons.

« 3° Que, dans toutes les communes, des notices sur l'allaitement et l'hygiène des nouveau-nés, en tête desquelles figure ce précepte que jamais l'allaitement artificiel ne vaut l'allaitement naturel, soient délivrées au moment du mariage et de la déclaration de naissance. »

Coulommiers. — Imp. Paul BRODARD.

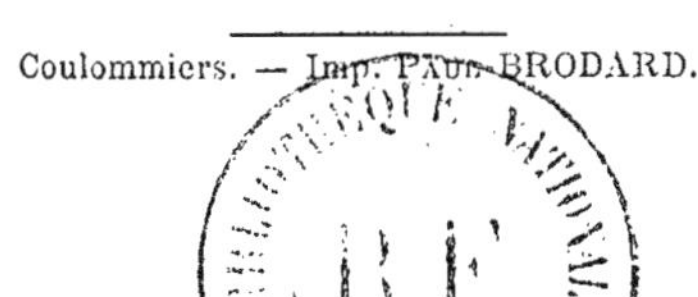

Traité d'Anatomie Humaine

PUBLIÉ SOUS LA DIRECTION DE

P. POIRIER et **A. CHARPY**

Professeur d'anatomie à la Faculté de médecine de Paris Chirurgien des hôpitaux

Professeur d'anatomie à la Faculté de médecine de Toulouse

AVEC LA COLLABORATION DE

O. AMOËDO — A. BRANCA — CANNIEU — B. CUNÉO — G. DELAMARE
PAUL DELBET — P. FREDET — GLANTENAY — A. GOSSET
P. JACQUES — TH. JONNESCO — E. LAGUESSE — L. MANOUVRIER
A. NICOLAS — P. NOBÉCOURT — O. PASTEAU — M. PICOU
A. PRENANT — H. RIEFFEL — CH. SIMON — A. SOULIÉ

5 vol. grand in-8° avec figures noires et en couleurs

ÉTAT DE LA PUBLICATION (Avril 1903)

TOME I. — **Embryologie.** Notions d'embryologie. **Ostéologie.** Considérations générales. Des membres. Squelette du tronc. Squelette de la tête. **Arthrologie.** Développement des articulations. Structure. Articulations des membres. Articulations du tronc. Articulations de la tête. (*Deuxième édition, entièrement refondue*). *Un volume grand in-8°, avec 807 figures*. . . . . **20** fr.

TOME II. — 1er Fascicule : **Myologie.** Embryologie. Histologie. Peauciers et aponévroses. (*Deuxième édition, entièrement refondue*). *Un volume grand in-8°, avec 331 figures*. . **12** fr.

2e Fascicule : **Angéiologie.** (Cœur et Artères.) Histologie. (*Deuxième édition, entièrement refondue*). *Un volume grand in-8°, avec 150 figures*. . . . . **8** fr.

3e Fascicule : **Angéiologie.** Capillaires. Veines. (*Deuxième édition, revue*). *Un volume grand in-8°, avec 83 figures*. . . . . **6** fr.

4e Fascicule : **Les Lymphatiques.** *Un volume grand in-8° avec 117 figures*. . . . . . **8** fr.

TOME III. — 1er Fascicule : **Système nerveux.** Méninges. Moelle. Encéphale. Embryologie. Histologie. (*Deuxième édition, entièrement refondue.*) *Un volume grand in-8°, avec 265 figures*. . . . . **10** fr.

2e Fascicule : **Système nerveux.** Encéphale. (*Deuxième édition, entièrement refondue*). *Un volume grand in-8°, avec 131 figures*. **10** fr.

3e Fascicule : **Système nerveux.** Les Nerfs. Nerfs crâniens. Nerfs rachidiens. *Un volume grand in-8°, avec 205 figures*. . . . **12** fr.

Tome IV. — 1er Fascicule : **Tube digestif.** Développement. Bouche. Pharynx. Œsophage. Estomac. Intestins. (*Deuxième édition, entièrement refondue*). *Un volume grand in-8°, avec 201 figures*. . . . . **12** fr.

2e Fascicule : **Appareil respiratoire.** Larynx. Trachée. Poumons. Plèvre. Thyroïde. Thymus. (*Deuxième édition, revue*). *Un volume grand in-8°, avec 121 figures*. . . . . **6** fr.

3e Fascicule : **Annexes du tube digestif.** Dents. Glandes salivaires. Foie. Voies biliaires. Pancréas. Rate. **Péritoine.** *Un volume grand in-8° avec 361 figures en noir et en couleurs*. . . . . **16** fr.

TOME V. — 1er Fascicule : **Organes génitaux-urinaires.** *Un volume grand in-8°, avec 431 figures*. . . . . **20** fr.

2e Fascicule : **Les Organes des sens.** (Sous presse.)

Traité élémentaire de Clinique Thérapeutique

Par le Dr Gaston LYON

Ancien chef de clinique médicale à la Faculté de médecine de Paris.

QUATRIÈME ÉDITION REVUE ET AUGMENTÉE

1 *vol. grand in-8° de* 1540 *pages. Relié peau* . . . . 25 *fr.*

Traité de Physiologie

PAR

J.-P. MORAT
PROFESSEUR A L'UNIVERSITÉ DE LYON

Maurice DOYON
PROFESSEUR AGRÉGÉ A LA FACULTÉ DE MÉDECINE DE LYON

5 volumes grand in-8°, avec figures dans le texte. En souscription. **55** *fr.*

I. — **Fonctions élémentaires.**
II. — **Fonctions d'innervation.**
III. — **Fonctions de nutrition.** — Circulation; calorification.
IV. — **Fonctions de nutrition** (*suite*). — Digestion; respiration; excrétion.
V. — **Fonctions de relation.** — Sens. — Langage; expression; locomotion.
Fonctions de reproduction, à l'exception du développement embryologique.

Avril 1903.

Volumes publiés :

II. — **Fonctions d'innervation**, par J.-P. MORAT.
1 vol. grand in-8°, avec 263 figures en noir et en couleurs. . . . . **15** fr.

III. — **Fonctions de nutrition.** — Circulation, par M. DOYON; Calorification, par J.-P. MORAT.
1 vol. gr. in-8°, avec 173 figures en noir et en couleurs. . . . . . . **12** fr.

IV. — **Fonctions de nutrition** (*suite et fin*). — Respiration; excrétion, par J.-P. MORAT; Digestion; absorption, par M. DOYON.
1 vol. gr. in-8°, avec 167 gravures en noir et en couleurs. . . . . . **12** fr.

SOUS PRESSE :

Tome I : **Fonctions élémentaires**

Vient de paraître :

Formulaire Thérapeutique

PAR MM.

G. LYON
Ancien interne des hôpitaux
Ancien chef de clinique à la Faculté de médecine
Lauréat de la Faculté (Médaille d'argent).

P. LOISEAU
Ancien interne des hôpitaux
Ancien préparateur à l'École supérieure de Pharmacie
Lauréat des hôpitaux (Médaille d'or).

AVEC LA COLLABORATION DE

E. LACAILLE
Assistant à la Clinique médicale de la Faculté de l'Hôtel-Dieu
Chargé des conférences et du laboratoire d'Électrothérapie et de Radiographie.

1 vol. in-18 tiré sur papier indien très mince, relié maroquin souple. . . **6** *fr.*

CHARCOT — BOUCHARD — BRISSAUD

BABINSKI — BALLET — P. BLOCQ — BOIX — BRAULT — CHANTEMESSE — CHARRIN
CHAUFFARD — COURTOIS-SUFFIT — DUTIL — GILBERT — GUIGNARD — L. GUINON
GEORGES GUINON — HALLION — LAMY — LE GENDRE — MARFAN
MARIE — MATHIEU — NETTER — ŒTTINGER — ANDRÉ PETIT
RICHARDIÈRE — ROGER — RUAULT — SOUQUES — THOINOT
THIBIERGE — TOLLEMER — FERNAND WIDAL

TRAITÉ DE MÉDECINE

DEUXIÈME ÉDITION

(Entièrement refondue)

PUBLIÉE SOUS LA DIRECTION DE MM.

BOUCHARD	BRISSAUD
Professeur à la Faculté de médecine de Paris Membre de l'Institut.	Professeur à la Faculté de médecine de Paris Médecin de l'hôpital St-Antoine.

10 volumes grand in-8°, avec figures dans le texte

En Souscription (Avril 1903). . . . . **150** francs.

TOME Ier — 1 vol. grand in-8° de 845 pages, avec figures dans le texte : **16** fr.

Les bactéries par L. Guignard, membre de l'Institut et de l'Académie de médecine, professeur à l'École de Pharmacie de Paris. — *Pathologie générale infectieuse*, par A. Charrin, professeur remplaçant au Collège de France, directeur du Laboratoire de médecine expérimentale (Hautes Etudes), médecin des hôpitaux. — *Troubles et maladies de la nutrition*, par Paul Le Gendre, médecin de l'hôpital Tenon. — *Maladies infectieuses communes à l'homme et aux animaux*, par G.-H. Roger, professeur agrégé, médecin de l'hôpital de la Porte d'Aubervilliers,

TOME II — 1 vol. grand in-8° de 896 pages, avec figures dans le texte : **16** fr.

Fièvre typhoïde, par A. Chantemesse, professeur à la Faculté de médecine, médecin des hôpitaux de Paris. — *Maladies infectieuses*, par F. Widal, professeur agrégé, médecin des hôpitaux de Paris. — *Typhus exanthématique*, par L.-H. Thoinot, professeur agrégé, médecin des hôpitaux de Paris. — *Fièvres éruptives*, par L. Guinon, médecin des hôpitaux de Paris. — *Erysipèle*, par E. Boix, chef de laboratoire à la Faculté. — *Diphtérie*, par A. Ruault. — *Rhumatisme articulaire aigu*, par Œttinger, médecin des hôpitaux de Paris. — *Scorbut*, par Tollemer, chef de laboratoire à la Faculté.

TOME III — 1 vol. grand in-8° de 702 pages, avec figures dans le texte : **16** fr.

Maladies cutanées, par G. Thibierge, médecin de l'hôpital de la Pitié. — *Maladies vénériennes*, par G. Thibierge. — *Maladies du sang*, par A. Gilbert, professeur agrégé, médecin des hôpitaux de Paris. — *Intoxications*, par H. Richardière, médecin des hôpitaux de Paris.

TOME IV — 1 vol. grand in-8° de 680 pages, avec figures dans le texte : **16** fr.

Maladies de l'estomac, par A. Mathieu, médecin de l'hôpital Andral. — *Maladies du pancréas*, par A. Mathieu. — *Maladies de l'intestin*, par Courtois-Suffit, médecin des hôpitaux de Paris. — *Maladies du*

péritoine, par COURTOIS-SUFFIT. — *Maladies de la bouche et du pharynx*, par A. RUAULT, médecin honoraire de la Clinique laryngologique de l'Institution nationale des Sourds-Muets.

TOME V — 1 vol. grand in-8° de 944 pages, avec figures en noir et en couleurs dans le texte : **18** fr.

Maladies du foie et des voies biliaires, par A. CHAUFFARD, professeur agrégé, médecin des hôpitaux. — *Maladies du rein et des capsules surrénales*, par A. BRAULT, médecin de l'hôpital Lariboisière. — *Pathologie des organes hématopoïétiques et des glandes vasculaires sanguines, moelle osseuse, rate, ganglions, thyroïde, thymus*, par G.-H. ROGER, professeur agrégé, médecin des hôpitaux.

TOME VI — 1 vol. grand in-8° de 612 pages, avec figures dans le texte : **14** fr.

Maladies du nez et du larynx, par A. RUAULT. — *Asthme*, par E. BRISSAUD, professeur à la Faculté de médecine de Paris, médecin de l'hôpital Saint-Antoine. — *Coqueluche*, par P. LE GENDRE, médecin des hôpitaux. — *Maladies des bronches*, par A.-B. MARFAN, professeur agrégé à la Faculté de médecine de Paris, médecin des hôpitaux. — *Troubles de la circulation pulmonaire*, par A.-B. MARFAN. — *Maladies aiguës du poumon*, par NETTER, professeur agrégé à la Faculté de médecine de Paris, médecin des hôpitaux.

TOME VII — 1 vol. grand in-8° de 550 pages, avec figures dans le texte : **14** fr.

Maladies chroniques du poumon, par A.-B. MARFAN, professeur agrégé à la Faculté de médecine de Paris, médecin des hôpitaux. — *Phtisie pulmonaire*, par A.-B. MARFAN. — *Maladies de la plèvre*, par NETTER, professeur agrégé à la Faculté de medecine de Paris, médecin des hôpitaux. — *Maladies du médiastin*, par A.-B. MARFAN.

TOME VIII — 1 vol. grand in-8° de 580 pages, avec figures dans le texte : **14** fr.

Maladies du cœur, par M. ANDRÉ PETIT, médecin des hôpitaux. — *Maladies des vaisseaux sanguins*, par W. ŒTTINGER, médecin des hôpitaux.

Sous Presse : TOMES IX et X (*Maladies du système nerveux*).

Traité
DE
Technique Opératoire

PAR

CH. MONOD

PROFESSEUR AGRÉGÉ A LA FACULTÉ DE MÉDECINE DE PARIS
CHIRURGIEN DE L'HOPITAL SAINT-ANTOINE, MEMBRE DE L'ACADÉMIE DE MÉDECINE

ET

J. VANVERTS

ANCIEN INTERNE LAURÉAT DES HOPITAUX DE PARIS
CHEF DE CLINIQUE A LA FACULTÉ DE MÉDECINE DE LILLE

---

2 *forts volumes grand in-8°, formant ensemble* 1960 *pages et illustrés de* 1908 *figures dans le texte.* **40** *fr.*

Traité de Pathologie générale

PUBLIÉ PAR

CH. BOUCHARD

MEMBRE DE L'INSTITUT
PROFESSEUR DE PATHOLOGIE GÉNÉRALE A LA FACULTÉ DE MÉDECINE DE PARIS

SECRÉTAIRE DE LA RÉDACTION

G.-H. ROGER

Professeur agrégé à la Faculté de médecine de Paris, Médecin des hôpitaux.

COLLABORATEURS :

MM. ARNOZAN — D'ARSONVAL — BENNI — P. BEZANÇON — R. BLANCHARD — BOINET — BOULAY — BOURCY — BRUN — CADIOT — CHABRIÉ — CHANTEMESSE — CHARRIN — CHAUFFARD — J. COURMONT — DEJERINE — PIERRE DELBET — DEVIC — DUCAMP — MATHIAS DUVAL — FÉRÉ — GAUCHER — GILBERT — GLEY — GOUGET — GUIGNARD — LOUIS GUINON — J.-F. GUYON — HALLÉ — HÉNOCQUE — HUGOUNENQ — M LABBÉ — LAMBLING — LANDOUZY — LAVERAN — LEBRETON — LE GENDRE — LEJARS — LE NOIR — LERMOYEZ — LESNÉ — LETULLE — LUBET-BARBON — MARFAN — MAYOR — MENETRIER — NETTER — PIERRET — RAVAUT — G.-H. ROGER — GABRIEL ROUX — RUFFER — SICARD — RAYMOND TRIPIER — VUILLEMIN — FERNAND WIDAL.

---

6 volumes grand in-8°, avec figures dans le texte : **126** fr.

TOME I

1 vol. grand in-8° de 1018 pages avec figures dans le texte : **18** fr.

Introduction à l'étude de la pathologie générale. — Pathologie comparée de l'homme et des animaux. — Considérations générales sur les maladies des végétaux. — Pathogénie générale de l'embryon. Tératogénie. — L'hérédité et la pathologie générale. — Prédisposition et immunité. — La fatigue et le surmenage. — Les Agents mécaniques. — Les Agents physiques. Chaleur. Froid. Lumière. Pression atmosphérique. Son. — Les Agents physiques. L'énergie électrique et la matière vivante. — Les Agents chimiques. Les caustiques. — Les intoxications.

TOME II

1 vol. grand in-8° de 940 pages avec figures dans le texte : **18** fr.

L'Infection. — Notions générales de morphologie bactériologique. — Notions de chimie bactériologique. — Les microbes pathogènes. — Le sol, l'eau et l'air, agents des maladies infectieuses. — Des maladies épidémiques. — Sur les parasites des tumeurs épithéliales malignes. — Les parasites.

TOME III

1 vol. in-8° de 1400 pages, avec figures dans le texte, publié en deux fascicules : **28** francs.

Fasc. I. — Notions générales sur la nutrition à l'état normal. — Les troubles préalables de la nutrition. — Les réactions nerveuses. — Les processus pathogéniques de deuxième ordre.

Fasc. II. — Considérations préliminaires sur la physiologie et l'anatomie pathologiques. — De la fièvre. — L'hypothermie. — Mécanisme physiologique des troubles vasculaires. — Les désordres de la circulation dans les maladies. — Thrombose et embolie. — De l'inflammation. — Anatomie pathologique générale des lésions inflammatoires. — Les altérations anatomiques non inflammatoires. — Les tumeurs.

TOME IV

1 vol. in-8° de 719 pages avec figures dans le texte : **16** fr.

Évolution des maladies. — Séméiologie du sang. — Spectroscopie du sang. Séméiologie. — Séméiologie du cœur et des vaisseaux. — Séméiologie du nez et du pharynx nasal. — Séméiologie du larynx. — Séméiologie des voies respiratoires. — Séméiologie générale du tube digestif.

TOME V

1 fort vol. de 1180 pages in-8°, avec nombreuses figures dans le texte : **28** fr.

Séméiologie du foie. — Pancréas. — Analyse chimique des urines. — Analyse microscopique des urines (Histo-bactériologie). — Le rein, l'urine et l'organisme. — Séméiologie des organes génitaux. — Séméiologie du système nerveux.

TOME VI

1 vol. in-8° de 935 pages : **18** fr.

Les troubles de l'intelligence. — Séméiologie de la peau. — Séméiologie de l'appareil visuel. — Séméiologie de l'appareil auditif. — Considérations générales sur le diagnostic et le pronostic. — Diagnostic des maladies infectieuses par les méthodes de laboratoire. — La diazoréaction d'Ehrlich. — Valeur de la formule hémoleucocytaire dans les maladies infectieuses. — Cyto-diagnostic des épanchements séro-fibrineux et du liquide céphalo-rachidien — Ponction lombaire. — Applications cliniques de la cryoscopie. — L'épreuve du vésicatoire. — De l'élimination provoquée comme méthode de diagnostic. — Les rayons de Rœntgen et leurs applications médicales. — Thérapeutique générale. — Hygiène.

COLLECTION DE PLANCHES MURALES

DESTINÉES A

L'ENSEIGNEMENT DE LA BACTÉRIOLOGIE

PUBLIÉE PAR

L'INSTITUT PASTEUR DE PARIS

La collection comprend actuellement 65 planches du format 80×62 centimètres, tirées sur papier toile très fort et munies d'œillets permettant de les suspendre sur deux pitons. La collection entière est réunie dans un carton disposé spécialement à cet effet.

(*Elle est accompagnée d'un texte explicatif rédigé en trois langues : français, allemand, anglais.*)

Prix de la collection : 250 francs (port en sus).

(*Les planches ne sont pas vendues séparément.*)

TRAITÉ DE CHIRURGIE

Publié sous la direction

DE MM.

Simon DUPLAY
Professeur de clinique chirurgicale à la Faculté de médecine de Paris
Chirurgien de l'Hôtel-Dieu
Membre de l'Académie de médecine.

Paul RECLUS
Professeur agrégé à la Faculté de médecine de Paris
Secrétaire général de la Société de Chirurgie
Chirurgien des hôpitaux
Membre de l'Académie de médecine.

PAR MM.

BERGER — BROCA — PIERRE DELBET — DELENS — DEMOULIN
J.-L. FAURE — FORGUE — GÉRARD-MARCHANT — HARTMANN — HEYDENREICH
JALAGUIER — KIRMISSON — LAGRANGE — LEJARS
MICHAUX — NÉLATON — PEYROT — PONCET — QUÉNU — RICARD
RIEFFEL — SEGOND — TUFFIER — WALTHER

DEUXIÈME ÉDITION, ENTIÈREMENT REFONDUE

8 forts volumes grand in-8°, avec nombreuses figures dans le texte. . . **150** fr.

TOME PREMIER. 1 fort vol. de 912 pages, avec 218 figures . . **18** fr.

Reclus. Inflammations. — Traumatismes. — Maladies virulentes.
Quénu. Des Tumeurs.
Broca. Peau et tissu cellulaire sous-cutané.
Lejars. Lymphatiques, muscles, synoviales tendineuses et bourses séreuses.

TOME II. 1 fort vol. de 996 pages, avec 361 figures. . . . . . . **18** fr.

Lejars. Nerfs.
Michaux. Artères.
Quénu. Maladies des veines.
Ricard et Demoulin. Lésions traumatiques des os.
Poncet. Affections non traumatiques des os.

TOME III. 1 fort vol. de 940 pages, avec 285 figures. . . . . **18** fr.

Nélaton. Traumatismes, entorses, luxations, plaies articulaires.
Lagrange. Arthrites infectieuses et inflammatoires.
Quénu. Arthropathies. Arthrites sèches. Corps étrangers articulaires.
Gérard-Marchant. Maladies du crâne.
Kirmisson. Maladies du rachis.
Simon Duplay. Oreilles et Annexes.

TOME IV. 1 fort vol. de 896 pages, avec 354 figures. . . . . **18** fr.

Delens. Œil et annexes.
Gérard-Marchant. Nez, fosses nasales, pharynx nasal et sinus.
Heydenreich. Mâchoires.

TOME V. 1 fort vol. de 948 pages, avec 187 figures. . . . . . **20** fr.

Broca. Vices de développement de la face et du cou. Face, lèvres, cavité buccale, gencives, langue, palais et pharynx.
Hartmann. Plancher buccal, glandes salivaires, œsophage et larynx.
Broca. Corps thyroïde.
Walther. Maladies du cou.
Peyrot. Poitrine.
Delbet. Mamelle.

TOME VI. 1 fort vol. de 1127 pages, avec 218 figures. . . . . . **20** fr.

Michaux. Parois de l'abdomen.
Berger. Hernies.
Jalaguier. Contusions et plaies de l'abdomen. Lésions traumatiques et corps étrangers de l'estomac et de l'intestin.
Hartmann. Estomac.
Jalaguier. Occlusion intestinale. Péritonites. Appendicite.
Faure et Rieffel. Rectum et Anus.
Quénu. Mésentère. Rate. Pancréas.
Segond. Foie.

TOME VII. 1 fort vol. de 1272 pages, avec 297 figures dans le texte. **25** fr.

Walther. Bassin.
Rieffel. Affections congénitales de la région sacro-coccygienne.
Tuffier. Rein. Vessie. Uretères. Capsules surrénales.
Forgue. Urèthre et prostate.
Reclus. Organes génitaux de l'homme.

TOME VIII. 1 fort vol. de 971 pages, avec 163 figures dans le texte. **20** fr.

Michaux. Vulve et Vagin.
Pierre Delbet. Maladies de l'utérus.
Segond. Annexes de l'utérus, ovaires, trompes, ligaments larges, péritoine pelvien.
Kirmisson. Maladies des membres.

TABLE ALPHABÉTIQUE des 8 volumes du *Traité de Chirurgie*.

Traité de Microbiologie

Par E. DUCLAUX

Membre de l'Institut, Directeur de l'Institut Pasteur, Professeur à la Sorbonne et à l'Institut agronomique.

TOME I. — MICROBIOLOGIE GÉNÉRALE
TOME II. — DIASTASES, TOXINES ET VENINS
TOME III. — FERMENTATION ALCOOLIQUE
TOME IV. — FERMENTATIONS VARIÉES DES DIVERSES SUBSTANCES TERNAIRES

Chaque volume grand in-8°, avec figures dans le texte. **15** fr.

Le *Traité de Microbiologie* formera 7 volumes qui paraîtront successivement.

Divisions de l'Ouvrage. — Tome V. Fermentations diverses des substances azotées. — Tome VI. Applications industrielles et agricoles. — Tome VII. Applications physiologiques.

LES MALADIES INFECTIEUSES

Par G.-H. ROGER

Professeur agrégé à la Faculté de médecine de Paris
Médecin de l'Hôpital de la porte d'Aubervilliers, Membre de la Société de Biologie

1 vol. in-8° de 1520 pages publié en 2 fascicules avec figures dans le texte. **28** fr.

Les Difformités acquises de l'Appareil locomoteur

PENDANT L'ENFANCE ET L'ADOLESCENCE

PAR

Le Dr E. KIRMISSON

Professeur de clinique chirurgicale infantile à la Faculté de médecine
Chirurgien de l'hôpital Trousseau, Membre de la Société de Chirurgie
Membre correspondant de l'*American orthopedic Association*

1 volume in-8°, avec 430 figures dans le texte . . . . . . **15** francs.

Ce volume fait suite au **Traité des Maladies chirurgicales d'origine congénitale.**
1 vol. gr. in-8° avec 312 figures et 2 planches en couleurs (*Publié en* 1898) . . . . **15** fr.

Vient de paraître :

Les Tumeurs du Rein

PAR MM.

J. ALBARRAN
Professeur agrégé
à la Faculté de médecine de Paris

L. IMBERT
Professeur agrégé
à la Faculté de médecine de Montpellier

1 *vol. grand in-8° avec* 106 *figures dans le texte, en noir et en couleurs.* **20** *fr.*

Syphilis et Déontologie

Par Georges THIBIERGE

Médecin de l'Hôpital Broca

1 *volume in-8° broché* . . . . **5** *fr.*

Secret médical; responsabilité civile; énoncé du diagnostic; jeunes gens syphilitiques; la syphilis avant et pendant le mariage; divorce; nourrissons syphilitiques; nourrices syphilitiques; domestiques et ouvriers syphilitiques; syphilitiques dans les hôpitaux; transmission de la syphilis par les instruments; médecins syphilitiques; sages-femmes et syphilis.

Manuel de Pathologie externe, par MM. **RECLUS**, **KIRMISSON**, **PEYROT**, **BOUILLY**, professeurs agrégés à la Faculté de médecine de Paris, chirurgiens des hôpitaux. *Septième Édition entièrement refondue et illustrée de nombreuses figures.* 4 volumes in-8°. . . . . **40** fr.

Chaque volume est vendu séparément. . . . . **10** fr.

Manuel pratique du Traitement de la Diphtérie. *Sérothérapie, Tubage, Trachéotomie,* par M. **DEGUY**, chef du Laboratoire de la Faculté à l'hôpital des Enfants (Service de la diphtérie) et **B. WEILL**, moniteur de tubage et de trachéotomie de la Faculté à l'hôpital des Enfants-Malades. Introduction par **A.-B. MARFAN**, professeur agrégé. 1 vol. in-8° broché, avec figures et photographies dans le texte. . . . . **6** fr.

Précis d'Histologie, par **Mathias DUVAL**, professeur d'histologie à la Faculté de médecine de Paris, membre de l'Académie de médecine. *Deuxième édition, revue et augmentée.* 1 fort volume grand in-8° de 1020 pages, avec 427 figures dans le texte. . . **18** fr.

Précis de Manuel opératoire, par **L.-H. FARABEUF**, professeur à la Faculté de médecine de Paris, membre de l'Académie de médecine. *Nouvelle édition.* 1 volume in-8°, avec 799 figures dans le texte. . . . . **16** fr.

Leçons cliniques de Chirurgie infantile, par **A. BROCA**, chirurgien de l'Hôpital Tenon (Enfants-Malades), professeur agrégé. 1 vol. in-8° br., avec 75 fig. et 6 planches hors texte en photocollographie. . . . . **10** fr.

Traité d'Hygiène, par **A. PROUST**, professeur d'hygiène de la Faculté de médecine de l'Université de Paris, membre de l'Académie de médecine, inspecteur général des Services sanitaires. *Troisième édition, revue et considérablement augmentée*, avec la collaboration de **A. NETTER**, professeur agrégé, et **H. BOURGES**, chef du laboratoire d'hygiène à la Faculté de médecine. Ouvrage couronné par l'Institut et la Faculté de médecine. 1 vol. in-8°, avec figures et cartes dans le texte, publié en 2 fascicules. En souscription. . . . **18** fr.

Les Tics et leur Traitement par **Henry MEIGE** et **E. FEINDEL**. Préface de M. le professeur **BRISSAUD**. 1 vol. in-8° de 640 pages. . . . . **6** fr.

Les Maladies microbiennes des Animaux, par **Ed. NOCARD**, professeur à l'École d'Alfort, membre de l'Académie de médecine, et **E. LECLAINCHE**, professeur à l'École vétérinaire de Toulouse. Ouvrage couronné par l'Académie des Sciences (Prix Monthyon 1898). *Troisième édition, entièrement refondue et considérablement augmentée.* 2 volumes grand in-8°, formant ensemble 1312 pages. . . . . **22** fr.

Bibliothèque Diamant

DES

Sciences médicales et biologiques

A L'USAGE DES ÉTUDIANTS ET DES PRATICIENS

Cette Collection est publiée dans le format in-16 raisin, avec nombreuses figures dans le texte, cartonnage à l'anglaise, tranches rouges.

DERNIERS VOLUMES PUBLIÉS

ARTHUS. — Éléments de Chimie physiologique, par MAURICE ARTHUS, chef du laboratoire à l'Institut Pasteur de Lille. *Quatrième édition, revue et corrigée.* 1 vol., avec figures . . . . **5** fr.

— **Éléments de Physiologie,** par MAURICE ARTHUS. 1 vol. avec fig. **8** fr.

BARD. — Précis d'Anatomie pathologique, par M. L. BARD, professeur à la Faculté de medecine de Lyon, médecin de l'Hôtel-Dieu. *Deuxième édition, revue et augmentée.* 1 vol. avec 125 figures. . . . . **7** fr. **50**

BERLIOZ. — Manuel de Thérapeutique, par le Dr F. BERLIOZ, professeur à l'Université de Grenoble, directeur du bureau d'hygiène et de l'Institut sérothérapique, avec une Préface du professeur BOUCHARD, membre de l'Institut. *Quatrième édition, revue et augmentée.* 1 vol. . . . **6** fr.

— **Précis de Bactériologie médicale,** par F. BERLIOZ, avec une préface du professeur LANDOUZY. 1 vol. avec figures. . . . . **6** fr.

BROCA. — Précis de chirurgie cérébrale, par A. BROCA, chirurgien de l'hôpital Tenon, professeur agrégé à la Faculté de médecine. 1 vol., avec figures. . . . . **6** fr.

DIEULAFOY. — Manuel de Pathologie interne, par le professeur G. DIEULAFOY, membre de l'Académie de médecine. *Treizième édition entièrement refondue et augmentée.* 4 vol., avec figures en noir et en couleurs. . . . . **28** fr.

LAUNOIS. — Manuel d'Anatomie microscopique et d'Histologie, par M. P.-E. LAUNOIS, professeur agrégé à la Faculté de médecine, médecin des hôpitaux. Préface de M. le professeur MATHIAS DUVAL. *Deuxième édition entièrement refondue.* 1 vol., avec 261 figures . . . . . **8** fr.

RUDAUX. — Précis élémentaire d'Anatomie, de Physiologie et de Pathologie, par P. RUDAUX, ancien chef de clinique à la Faculté de médecine de Paris, avec préface, par M. RIBEMONT-DESSAIGNES, professeur agrégé à la Faculté de Paris. 1 vol. avec 462 figures . . . **8** fr.

SPILLMANN et HAUSHALTER. — Manuel de Diagnostic médical et d'Exploration clinique, par P. SPILLMANN, professeur de clinique médicale à la Faculté de médecine de Nancy, et P. HAUSHALTER, professeur agrégé. *Quatrième édition entièrement refondue.* 1 vol., avec 89 figures . . . . **6** fr.

THOINOT et MASSELIN. — Précis de Microbie. *Technique et microbes pathogènes,* par M. le Dr L.-H. THOINOT, professeur à la Faculté de médecine de Paris, médecin des hôpitaux, et E.-J. MASSELIN, médecin-vétérinaire. Ouvrage couronné par la Faculté de médecine (Prix Jeunesse). *Quatrième édition entièrement refondue.* 1 vol., avec figures en noir et en couleurs . . . . **8** fr.

WURTZ. — Précis de Bactériologie clinique, par M. le Dr R. WURTZ, professeur agrégé à la Faculté de médecine de Paris, médecin des hôpitaux. *Deuxième édition, revue et augmentée,* avec tableaux synoptiques et figures dans le texte. 1 volume. . . . . **6** fr.

Traité
de
Physique Biologique

PUBLIÉ SOUS LA DIRECTION DE MM.

D'ARSONVAL
Professeur au Collège de France
Membre de l'Institut et de l'Académie de médecine.

GARIEL
Ingénieur en chef des Ponts et Chaussées
Professeur à la Faculté de médecine de Paris
Membre de l'Académie de médecine.

CHAUVEAU
Professeur au Muséum d'histoire naturelle
Membre de l'Institut et de l'Académie de médecine.

MAREY
Professeur au Collège de France
Membre de l'Institut et de l'Académie de médecine.

SECRÉTAIRE DE LA RÉDACTION

M. WEISS
Ingénieur des Ponts et Chaussées
Professeur agrégé à la Faculté de médecine de Paris

***3 vol. in-8° brochés. En souscription jusqu'à la publication du tome III.* 70 fr.**

TOME PREMIER

1 *fort volume in*-8°, *avec* 591 *figures dans le texte* : **25** fr.

Des erreurs dans les mesures. Principes généraux de mécanique. — Propriétés des solides. Résistance des matériaux. Architecture des os. — Architecture des muscles. Principes généraux de méthode graphique. La contraction musculaire. — La locomotion humaine. — La locomotion animale. — Principes généraux d'hydrostatique et d'hydrodynamique. — Cœur; Cardiographie. — Circulation du sang dans les vaisseaux; Pression et vitesse, pouls et sphygmographie. — Pléthysmographie. — Capillarité et tension superficielle. Solubilité des solides; Imbibition. — Filtration. — Osmose. — Propriétés des gaz. Analyse des gaz. Gaz du sang. Phénomènes physiques de la respiration. — Principes généraux de la chaleur. — Thermométrie. — Température. — Calorimétrie. Etuves et régulateurs de température. — Chaleur animale. — Travail fourni par les animaux, rendement des moteurs animés. Propagation de la chaleur, protection des animaux. — Influence de la pression sur la vie. — Influence des agents atmosphériques sur les éléments cellulaires. — Actions hygrométriques sur les végétaux. Influence de la chaleur sur les végétaux. Actions mécaniques sur les végétaux.

TOME SECOND

1 *fort volume in*-8° *avec nombreuses figures dans le texte* : **25** fr.

Principes généraux d'optique géométrique — Spectroscopie et analyse spectrale. — Mesure et utilisation de la lumière. — Photographie. — Chaleur rayonnante. — Polarisation rotatoire et polarimétrie. — Phosphorescence et fluorescence. — Biophotogenèse ou production de la lumière par les êtres vivants. — Effets des radiations sur les plantes. — Diffusion de la lumière. — Endoscopie. — Puissance des systèmes centrés. Numérotage des verres. — Etude optique de l'œil Œil réduit. Aberrations chromatiques. — Accommodation. — Emmétropie, Myopie, Hypermétropie, Presbytie. — Astigmatisme. — Détermination et correction des amétropies. — Acuité visuelle. Champ visuel. — Impressions lumineuses sur la rétine. — Phénomènes entoptiques. — Mouvements des yeux. — Vision binoculaire. — Instruments d'optique. — L'œil dans la série animale.

SOUS PRESSE :

Tome Troisième et dernier (*Électricité. — Acoustique*).

BIBLIOTHÈQUE
d'Hygiène thérapeutique

DIRIGÉE PAR

Le Professeur PROUST

Membre de l'Académie de médecine, Médecin de l'Hôtel-Dieu
Inspecteur général des Services sanitaires.

Chaque ouvrage forme un volume in-16, cartonné toile, tranches rouges, et est vendu séparément : **4** fr.

Chacun des volumes de cette collection n'est consacré qu'à une seule maladie ou à un seul groupe de maladies. Grâce à leur format, ils sont d'un maniement commode. D'un autre côté, en accordant un volume spécial à chacun des grands sujets d'hygiène thérapeutique, il a été facile de donner à leur développement toute l'étendue nécessaire.

L'hygiène thérapeutique s'appuie directement sur la pathogénie; elle doit en être la conclusion logique et naturelle. La genèse des maladies sera donc étudiée tout d'abord. On se préoccupera moins d'être absolument complet que d'être clair. On ne cherchera pas à tracer un historique savant, à faire preuve de brillante érudition, à encombrer le texte de citations bibliographiques. On s'efforcera de n'exposer que les données importantes de pathogénie et d'hygiène thérapeutique et à les mettre en lumière.

VOLUMES PARUS :

L'Hygiène du Goutteux, par le Professeur Proust et A. Mathieu, médecin de l'hôpital Andral.

L'Hygiène de l'Obèse, par le Professeur Proust et A. Mathieu.

L'Hygiène des Asthmatiques, par E. Brissaud, professeur à la Faculté de Paris, médecin de l'hôpital Saint-Antoine.

L'Hygiène du Syphilitique, par H. Bourges, préparateur au laboratoire d'hygiène de la Faculté de médecine.

Hygiène et Thérapeutique thermales, par G. Delfau, ancien interne des hôpitaux de Paris.

Les Cures thermales, par G. Delfau, ancien interne des hôpitaux.

L'Hygiène du Neurasthénique (*Deuxième édition*) par le Professeur Proust et G. Ballet, professeur agrégé, médecin des hôpitaux de Paris.

L'Hygiène des Albuminuriques, par le Dr Springer, chef du laboratoire de la Faculté de médecine à l'hôpital de la Charité.

L'Hygiène des Tuberculeux, par le Dr Chuquet, ancien interne des hôpitaux de Paris, médecin consultant à Cannes, avec une préface du Dr Daremberg, correspondant de l'Académie de médecine.

Hygiène et Thérapeutique des Maladies de la Bouche, par le Dr Cruet, dentiste des hôpitaux de Paris, avec une préface du Professeur Lannelongue, membre de l'Institut.

L'Hygiène des Diabétiques, par le Professeur Proust et A. Mathieu, médecin de l'hôpital Andral.

L'Hygiène des Maladies du Cœur, par le Dr Vaquez, professeur agrégé à la Faculté de médecine de Paris, médecin des hôpitaux, avec une préface du Professeur Potain, membre de l'Institut.

L'Hygiène du Dyspeptique, par le Dr Linossier, professeur agrégé à la Faculté de médecine de Lyon, membre correspondant de l'Académie de médecine, médecin à Vichy.

Hygiène du Larynx, du Nez et des Oreilles, par MM. Lubet-Barbon et Sarremone. (*Sous presse.*)

REVUE D'ORTHOPÉDIE

PARAISSANT TOUS LES DEUX MOIS

SOUS LA DIRECTION DE

M. le Dr KIRMISSON

PROFESSEUR DE CLINIQUE CHIRURGICALE INFANTILE A LA FACULTÉ DE MÉDECINE
CHIRURGIEN DE L'HOPITAL TROUSSEAU
MEMBRE DE LA SOCIÉTÉ DE CHIRURGIE
MEMBRE CORRESPONDANT DE L'« AMERICAN ORTHOPEDIC ASSOCIATION »

Avec la collaboration de MM.

O. LANNELONGUE
Professeur à la Faculté de médecine de Paris,
Membre de l'Institut.

LE DENTU
Professeur à la Faculté de médecine de Paris,
Membre de l'Académie de médecine.

A. PONCET
Professeur à la Faculté
de médecine de Lyon.

PIÉCHAUD
Professeur à la Faculté
de médecine de Bordeaux.

PHOCAS
Professeur agrégé à la Faculté
de médecine d'Athènes

Secrétaire de la Rédaction : Dr **GRISEL**, chef de clinique à l'hôpital Trousseau.

La **Revue d'Orthopédie** paraît tous les deux mois, par fascicules grand in-8e, illustrés de nombreuses figures dans le texte et de *planches hors texte*, et forme chaque année un volume d'environ 500 pages.

ABONNEMENT ANNUEL : PARIS, **15** fr. — DÉPARTEMENTS, **17** fr. — UNION POSTALE, **18** fr.

Nouvelle Iconographie de la Salpêtrière

Fondée en 1888 par J.-M. CHARCOT

PUBLIÉE SOUS LA DIRECTION DES PROFESSEURS

F. RAYMOND A. JOFFROY A. FOURNIER

PAR

PAUL RICHER GILLES DE LA TOURETTE ALBERT LONDE

SECRÉTAIRE DE LA RÉDACTION : **HENRY MEIGE**

Prix de l'abonnement annuel : PARIS, **25** fr. DÉPARTEMENTS, **27** fr. UNION POSTALE, **28** fr.

REVUE NEUROLOGIQUE

ORGANE OFFICIEL DE LA SOCIÉTÉ DE NEUROLOGIE

RECUEIL SPÉCIAL D'ANALYSE DES TRAVAUX CONCERNANT LE SYSTÈME NERVEUX ET SES MALADIES

SOUS LA DIRECTION DE

E. BRISSAUD et P. MARIE

SECRÉTAIRE DE LA RÉDACTION : **Dr Henry MEIGE**

Paraissant le 15 et le 30 de chaque mois.

La **Revue neurologique** est le seul organe français qui analyse tous les travaux français et étrangers concernant le Système Nerveux et ses maladies.

Prix de l'abonnement annuel : PARIS ET DÉPARTEMENTS, **30** fr. UNION POSTALE, **32** fr.

La **Revue Neurologique** et la **Nouvelle Iconographie de la Salpêtrière** sont les deux seules publications françaises qui s'occupent exclusivement des maladies du système nerveux. Elles se complètent l'une par l'autre, la première, sous la direction des créateurs de cette science en France, donnant l'ensemble de tout ce qui paraît en Neurologie; la seconde, choisissant dans les affections neuro-pathologiques les cas les plus intéressants et les plus typiques pour les décrire et les fixer par l'image, doublant ainsi l'utilité scientifique d'un intérêt artistique.

Encyclopédie Scientifique des Aide-Mémoire

PUBLIÉE SOUS LA DIRECTION DE

H. LÉAUTÉ

Membre de l'Institut

Au 1er Avril 1903, 322 VOLUMES publiés

Chaque ouvrage forme 1 volume petit in-8°, vendu :

Broché . . . . . . **2 fr. 50** | Cartonné toile. . . . . **3 fr.**

Derniers volumes parus dans la section du **Biologiste :**

Le liquide céphalo-rachidien. Ponction lombaire et cavité sous-arachnoïdienne, par J.-A. Sicard, chef de clinique à la Salpêtrière.

L'énergie de croissance et les lécithines dans les décoctions végétales, par M. le Dr Springer.

Les épanchements pleuraux liquides, par P. Le Damany, professeur à l'Ecole de médecine de Rennes.

L'Oxyde de carbone (Hygiène expérimentale), par N. Gréhant, professeur au Muséum.

L'Insuffisance surrénale, par E. Sergent, ancien interne, médaille d'or des Hôpitaux, et L. Bernard, chef de clinique adjoint à la Faculté. *Ouvrage couronné par la Faculté de Médecine de Paris.*

Physiologie normale et pathologique du Pancréas, par E. Hédon, professeur de Physiologie à la Faculté de médecine de Montpellier.

L'Alcoolisme et la Lutte contre l'Alcool en France, par le Dr Romme, préparateur à la Faculté de médecine de Paris.

La Lutte sociale contre la Tuberculose, par le Dr Romme.

La Rage, par le Dr Auguste Marie, directeur de l'Institut antirabique de Constantinople, ancien Interne des Hôpitaux de Paris, avec une préface de M. le Dr E. Roux, membre de l'Institut, sous-directeur de l'Institut Pasteur.

L'Insuffisance hépatique, par A. Gouget, médecin des hôpitaux.

Maladies des Organes respiratoires : *Méthode d'exploration ; signes physiques,* par le Dr Léon Faisans, médecin de l'hôpital de la Pitié. 2e *édition.*

Examen et Séméiotique du Cœur : *Signes physiques,* par le Dr Pierre Merklen, médecin de l'hôpital Saint-Antoine. 2e *édition.*

Aliénés méconnus et condamnés, par les Drs P. Pactet, médecin en chef de l'Asile de Villejuif et Henri Colin, médecin des Asiles de la Seine et de l'Asile d'aliénés criminels de Gaillon. 2 vol. I. *Les aliénés devant la justice.* — II. *Les aliénés dans les prisons*

Technique bactériologique, par R. Wurtz, professeur agrégé, médecin des hôpitaux de Paris. 2e *édition, revue et augmentée.*

Maladies des Voies urinaires, par P. Bazy, chirurgien des hôpitaux. 2e *édition.* 4 vol.

La Péritonite tuberculeuse, par le Dr G. Maurange.

L'Analyse biologique des Eaux potables, par le Dr J. Gasser.

Notions de Laryngoscopie utiles aux médecins, par J.-F. Collet.

La Chimie de la Cellule vivante, par Armand Gautier, de l'Institut, professeur à la Faculté de médecine de Paris.

Précis élémentaire de Dermatologie en 5 volumes, par L. Brocq, médecin des hôpitaux, et L. Jacquet, ancien interne de Saint-Louis. 2e *édition.*

Les Poisons de l'Organisme, par A. Charrin, professeur agrégé, médecin des hôpitaux, directeur adjoint du laboratoire de Pathologie générale, assistant au Collège de France. 3 vol.

La Syphilis, par le Dr Vouzelle, ancien interne des hôpitaux. I. *Chancre et syphilis secondaire.* — II. *Syphilis tertiaire.*

Dysenterie aiguë et chronique, par A. Galliot, médecin de 1re classe de la marine, médecin en chef résident à l'hôpital maritime Saint-Mandrier de Toulon. 2 vol. I. *Symptomatologie, Traitement, Prophylaxie.* — II. *Etiologie, Bactériologie, Anatomie pathologique.*

Les Catalogues spéciaux de l'Encyclopédie Léauté (Section du Biologiste, Section de l'Ingénieur) sont envoyés sur demande.

50221. — Imprimerie Lahure, 9, rue de Fleurus, à Paris.

www.ingramcontent.com/pod-product-compliance
Ingram Content Group UK Ltd.
Pitfield, Milton Keynes, MK11 3LW, UK
UKHW021024200726
13857UKWH00004B/1572

9 782012 896819